PSYCHIATRIE 2.0

2. KOMPLETTE NEUAUFLAGE

brandaktuell

AUF DIE NEUEN PRÜFUNGEN ZUGESCHNITTEN!

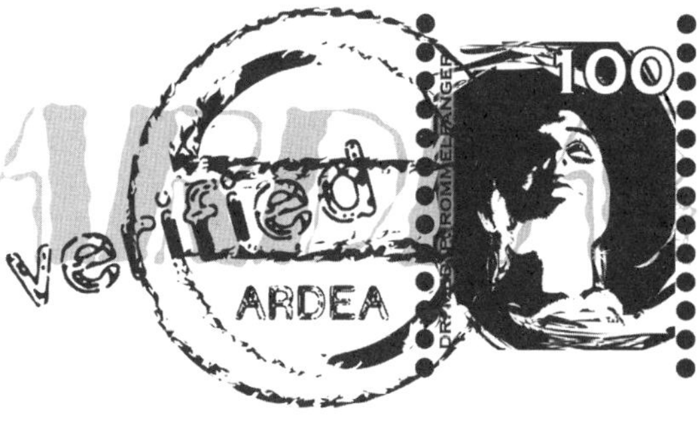

brandaktuell

AUF DIE NEUEN PRÜFUNGEN ZUGESCHNITTEN!

ISBN 3-929915-47-2

Karl Heinz Herzog
Neudörfer Str. 6 - 8
90402 Nürnberg
Phone: 0911-77 67 91 | Fax: 0911/ 77 67 94
E-mail: Verlag@ardea.de
www.ardea.de

Auf ein Neues ....

und das wörtlich.

Angekündigt war ja schon lange unser Nervensystem Vorklinik, aber die Tendenz der Prüfungen auf die Tatsache einzugehen, daß der Heilpraktiker psychotherapeutisch tätig sein darf, und die Tatsache, daß unser Band Psychiatrie vergriffen war, hat uns gezwungen, unsere Produktion kurzfristig umzudisponieren.
Das Risiko durchzufallen ist einfach zu hoch, wenn Ihnen die Psychiatrie und Psychotherapie fehlt.
Kaum zu glauben?
Also 2 bis 3 Fragen sind immer dabei, die sich nicht beantworten lassen, sei es durch die Fragestellung, sei es durch die „Exotik" der Frage, wie auch immer, aber die sind fest einzurechnen. Wenn dann der „Psycho-Anteil" mit 8 von 60 Fragen (so der Schnitt der letzten Prüfungen) als Ausfall dazukommt, heißt das, daß Sie in den restlichen Fragen so gut wie keine Fehler mehr haben dürfen. Nehmen wir jetzt die Prüfungssituation dazu mit Nervenflattern und so, dann wird die Schar der Auserwählten dünn.
Deshalb haben wir uns also sofort daran gemacht, die Psychiatrie neu aufzulegen.
Wir werden als nächstes endlich den Band 2 der Fragen zur Psychotherapie neu auflegen (*in Arbeit ist er schon*), damit ist dann eine weitere Psychotherapie-Lücke in der Prüfungsvorbereitung geschlossen.
Wir haben die Integration von „Kopf" = Psychotherapie und „Bauch" = Medizin ja schon immer propagiert und in unsere Ausbildung integriert und sind natürlich als echte Naturheilkundler und Ganzheitsmediziner davon begeistert, daß mit der veränderten Prüfungssituation die Heilpraktiker daran erinnert werden, daß der Mensch nicht nur ein „Bauchwesen" ist, auch wenn fortschreitendes Alter den Eindruck erweckt. Während sich die Kassenmediziner immer mehr spezialisieren und immer weniger vom „Menschen" sehen, wird der Patient in der naturheilkundlichen Praxis eine „Rund-um-Betreuung" erleben, ein Service, der in Zukunft immer mehr zählen wird. Es bleibt jetzt nur den Ausbildungsstätten vorbehalten, diesem Trend Rechnung zu tragen.
Und damit ... Ring frei ...

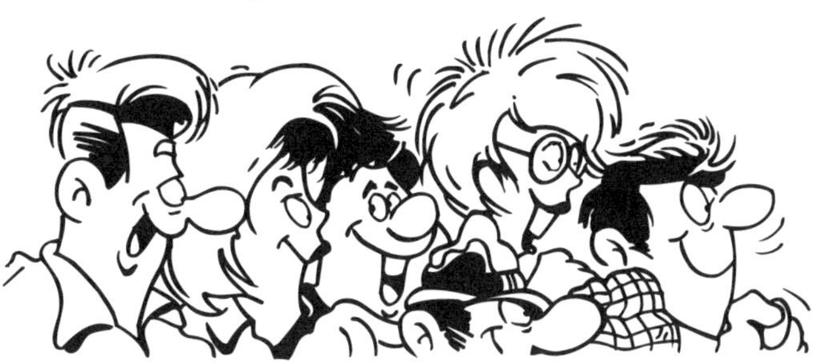

Unsere Heinzelmännchen ...

	schlechte Prognose, ein Nachteil oder halt einfach „schlechte Karten“
	gute Prognose, Vorteil, günstig für Sie
	Hinweise, Tips oder auch Wichtiges für die Prüfung was nirgendwo steht aber schon nützlich war.
	Wiederum Hinweise (*Sie sehen, Sie werden verwöhnt*), auch Hinweise, Querverweise auf andere Themen oder Fragen, bzw. auch ... daraus folgt, ... das führt zu
	Untersuchung, Diagnose
	Therapie
	Wichtig, aufgepaßt ....Obacht!!
	Komplikationen, auch **ACHTUNG!** oder Vorzeichen für ernstere Zwischenfälle.
	Impfung, Impfhinweise
●●	Aufzählungen, wichtige Punkte (*die z. T. auch schon wörtlich so gefordert wurden*!)
○⊙	ebenfalls Aufzählungen, aber (*meist*) thematisch untergeordnet (*im Sinne der Frage*)
	Beschwerden des Patienten, die er bei der Anamnese äußert.
	Labor; Befunde, apparative Diagnostik.
	klinische Erscheinungen.
	bei diesem Symbol sollte Ihnen ein Licht aufgehen. Meist handelt es sich um pathophysiologische Fakten, oder um Zusammenhänge
	hier sollten Sie nachsehen bei ...
	ganz besonders wichtig für Sie: **BEHANDLUNGSVERBOT !!**
§§	das gehört ebenfalls zur **... GESETZESKUNDE !!**

1 **Mehrfachauswahl**

Welche Aussagen sind richtig?

Wählen Sie 3 Antworten!

Zu den Zeichen der Alkoholembryopathie gehören:

Ⓐ anfallsweiser plötzlicher Verlust des Muskeltonus
Ⓑ Fehlbildungen im Bereich des Kopfes
Ⓒ vermehrtes Auftreten von Schizophrenie
Ⓓ postnatale Wachstumsverzögerung
Ⓔ schmales Oberlippenrot

ANTWORT:

☒ Lösung Ⓑ Ⓓ Ⓔ

Die **ALKOHOLEMBRYOPATHIE** oder das **FETALE ALKOHOLSYNDROM** entsteht, wenn die Mutter Alkoholikerin ist; der Fetus ist besonders im **ERSTEN TRIMENON** (*erstes Drittel der Schwangerschaft*) gefährdet.

ALKOHOL ist die häufigste teratogene Substanz, der der Fetus ausgesetzt ist; es sind vermutlich mehr als 1% der Geburten betroffen, bzw. 30 bis 50 % der Kinder von **ALKOHOLIKERINNEN**.

Hauptsächliche **KENNZEICHEN** sind

Ⓓ
- **MINDERWUCHS**; die Kinder kommen
  - **UNTERGEWICHTIG** zur Welt und
  - bleiben bis zum 7. Lebensjahr zu klein.
- **MIKROCEPHALIE** mit
  - **SCHWACHSINN** und
  - **HYDROCEPHALUS INTERNUS**
- enge Lidspalten (***PTOSIS***) mit **EPIKANTHUS** und **SCHIELEN**
- **KLEINE NASE** mit breitem Nasenrücken
- mangelnde Einbuchtung der Mitte der **OBERLIPPE**
- **KLEINES KINN** (***UNTERKIEFERHYPOPLASIE***)
- Ⓑ Lippen-, Kiefer-, Gaumenspalten
- Ⓔ schmales **LIPPENROT** mit dünnen, glatten Lippen
- **HERZFEHLER**
- **KRYPTORCHISMUS**.

Die Alkoholembryopathie ist durch eine **FRUCHTWASSERUNTERSUCHUNG** zu erkennen und kann - in schweren Fällen - eine Indikation für einen **SCHWANGERSCHAFTSABBRUCH** darstellen.

Ⓐ Ein plötzlicher Verlust des **MUSKELTONUS** kann auf einen **MYOKLONISCH-ASTATISCHEN ANFALL** hinweisen.

Ein solcher Anfall gehört zu den **PETIT-MAL-EPILEPSIEN**; er tritt bevorzugt bei ca. 4jährigen Kindern auf.

siehe Amtsarztfragen NERVENSYSTEM KLINIK

Ⓒ Die **SCHIZOPHRENIE** hat jetzt ausnahmsweise mal nichts damit zu tun.
Wie Sie sicher wissen, ist die Schizophrenie eine ERBLICHE ERKRANKUNG, die mit einer Häufigkeit von ca. **1 %** in der Bevölkerung auftritt.
Es handelt sich in der Hauptsache (aber natürlich nicht ausschließlich) um **FORMALE DENKSTÖRUNGEN**, sowie **KONTAKTSTÖRUNGEN** zur Umwelt.
Die genetischen Komponenten sind da oder nicht; eine charakterschwache Mutter hat mit der Genübertragung nichts zu tun.

☞ Nicht verwechseln: Hirnfunktionsstörungen bei Kindern (oder auch Erwachsenen),

- embryonale Einflüsse;
- schwere Unfälle;
- Stoffwechselstörungen, die auch das Gehirn betreffen,

können eine Neurose oder eine Psychose **AUSLÖSEN** aber nicht verursachen. Ohne das Gen (das im Fall der Schizophrenie mit 1 % Wahrscheinlichkeit da ist oder nicht), passiert aber nichts.

Achtung Suchtgefahr

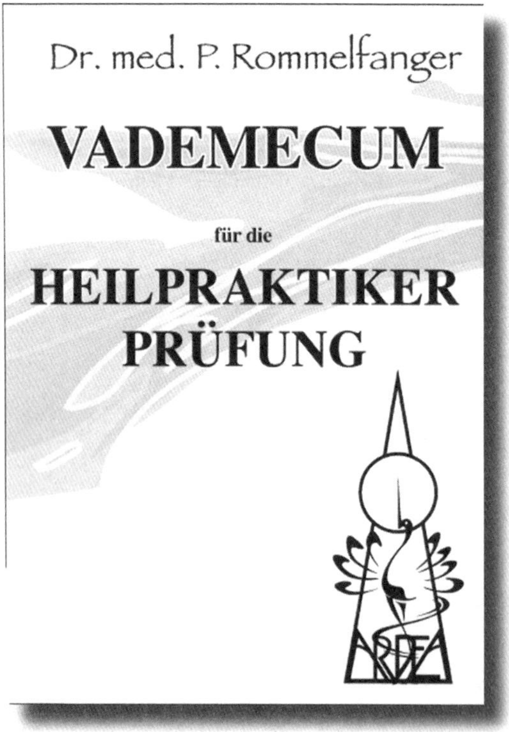

So kurz und übersichtlich hat Ihnen noch keiner den Prüfungsstoff nahegebracht - aber ACHTUNG! - kalkulieren Sie gleich ein, daß Sie dieses Buch nicht mehr weiterverkaufen werden. Das Buch macht seinem Namen alle Ehre. Vademecum, das heißt nämlich „geh mit mir" und tatsächlich wird der Band Ihr ständiger Wegbegleiter werden - mehr noch, er wird IHR Buch werden, durch ständige Anmerkungen und Lernbrücken, die Sie sich im Lauf Ihrer Ausbildung (und die ist lebenslänglich) dazuschreiben werden. Die mittlerweile 2. **komplette Neuauflage** (insgesamt die 6. Auflage) ist natürlich auch auf das sogenannte Infektionsschutzgesetz abgestimmt.

Der Band ist direkt ab Verlag erhältlich.

2 Aussagenkombination

Welche Aussage/n zum Alkoholdelir ist/sind richtig?

ⓐ Ein Alkoholdelir kann bei Gewohnheitstrinkern auftreten.

ⓑ Ein Alkoholdelir kann beim Alkoholiker im Zuge einer seelischen Belastung auftreten.

ⓒ Ein Alkoholdelir kann beim Alkoholiker nach 4-tägiger Abstinenz auftreten.

ⓓ Ein Alkoholdelir beginnt häufig in der Nacht.

ⓔ Ein Alkoholdelir dauert 2 bis 5 Tage.

Ⓐ Alle Aussagen sind richtig.

Ⓑ Nur Aussagen a, c und e sind richtig.

Ⓒ Nur Aussagen a und e sind richtig.

Ⓓ Nur Aussage c ist richtig.

Ⓔ Nur Aussagen a, b und d sind richtig.

ANTWORT:

☒ Lösung Ⓐ

Die häufigste Psychose im Zusammenhang mit **ALKOHOL** ist das **DELIRIUM TREMENS**.

Das **DELIR** gehört zu den **ORGANISCHEN PSYCHOSEN**.

Man versteht darunter solche Psychosen, die aufgrund einer

- schweren **KÖRPERLICHEN ALLGEMEINERKRANKUNG** (*hohes Fieber z. B.*) oder aufgrund einer
- organischen **HIRNSCHÄDIGUNG** (*Contusion, Entzündung, Hirnblutung z. B.*) entstanden sind.

Andere Begriffe für organische Psychosen sind:

- körperlich begründbare Psychosen,
- exogene Psychosen,
- Funktionspsychosen.

Die Symptomatik ist **UNSPEZIFISCH**, d. h. sie weist nicht auf die Art des Leidens und die Ursache der Krankheit hin.

Bei allen akuten exogenen Psychosen ist das **BEWUSSTSEIN** mehr oder weniger **GETRÜBT**.

Man unterscheidet bei den akuten exogenen Psychosen (*etwas willkürlich*) klinisch 3 Syndrome:

1. Das **AMENTIELLE SYNDROM**, die **VERWIRRTHEIT**.
2. Das **DELIR**.
3. Der **DÄMMERZUSTAND**.

❶ Das **AMENTIELLE SYNDROM**, die **VERWIRRTHEIT**.

Der Patient ist

- **DESORIENTIERT** in Bezug auf
  - Ort, *und/oder*
  - Zeit *und/oder*
  - Person;

hinterher besteht für die Dauer des Zustands

- **AMNESIE**.

❷ Das **DELIR**.

Der Patient ist

- unruhig, hat
- optische Halluzinationen,
- Illusionen und eine
- Vielzahl vegetativer Symptome, die zu ernsten, internistischen Komplikationen führen können.

☞ Das amentielle Syndrom und das Delir tritt oft zusammen auf.

Ein Delir tritt gern auf bei

- Alkoholabusus, bei der
- Hyperthyreose, bei
- Fieber oder bei
- cerebral wirksamen Pharmaka oder Drogen.

Der **DÄMMERZUSTAND**.

Der Patient ist **TEILWEISE ORIENTIERT**, und kann sich nach außen hin **SCHEINBAR BESONNEN** verhalten.
Nach Beendigung des Dämmerzustands besteht eine **AMNESIE** (*Erinnerungslosigkeit*).

Dämmerzustände kommen z. B. bei (*nach*) einem **EPILEPTISCHEN ANFALL** vor.

Im speziellen Fall des **ALKOHOLIKERS** tritt ein Delir entweder

- nach einem **ALKOHOLEXCESS** oder
- nach einer (*meist erzwungenen*) **ABSTINENZ** auf.

ⓐ Ein Delir entwickelt sich z. B. nach jahrelanger „Übung“, also beim
➠ **GEWOHNHEITSALKOHOLIKER** (γ- *oder* δ-*Alkoholiker*).

Man spricht hierbei vom **KONTINUITÄTS-DELIR**. Wenn der Patient die Alkoholmenge über Jahre kontinuierlich steigert, ist das Kontinuitätsdelir eine logische Folge.

Ein Delir tritt immer dann leichter auf, wenn die **ALKOHOLTOLERANZ DES GEHIRNS** durch organische Veränderungen **VERMINDERT** ist. Auch manifeste Leberschäden vermindern die Alkoholtoleranz des Gehirns.

ⓑ Beim Alkoholiker reichen je nachdem kleinere **BELASTUNGEN** aus, um den sowieso schon geschädigten Hirnstoffwechsel vollends entgleisen zu lassen.
Hierzu gehören **INFEKTIONEN** und/oder außergewöhnliche **BELASTUNGEN**.
Die Belastungen können **SEELISCHER** (*Streß, Ärger*) als auch **KÖRPERLICHER** Natur (*ungewohnte körperliche Tätigkeit*) sein.

Man spricht in diesem Fall von einem **GELEGENHEITS-DELIR**.

ⓒ Nach plötzlicher „Trockenheit“, bei abrupter **ENTZIEHUNG** kann sich ein **ABSTINENZ-DELIR** entwickeln. Meistens wird die Abstinenz durch **KRANKENHAUSAUFENTHALTE** oder **INFEKTIONSKRANKHEITEN** erzwungen.

Das klassische Alkoholdelir) kündigt sich Tage bis Wochen vorher an. In diesem **PRÄDELIR** sind die Patienten schreckhaft, gereizt, unruhig und entwickeln **HALLUZINATIONEN** und Pseudohalluzinationen.
Charakteristisch sind Durchschlafstörungen.

Eigentlich könnte man bereits in diesem Stadium des Prädelirs eine adäquate Behandlung einleiten, so daß es erst gar nicht zum Vollbild kommen müßte ...

wenn nicht der Patient im Alkohol bereits sein Allheilmittel gefunden hätte....

ⓓ Das eigentliche Delir tritt **AKUT**, fast immer während der **NACHT** auf.

Der Patient ist

- **DESORIENTIERT**, hat
- **OPTISCHE HALLUZINATIONEN** (*weiße Mäuse!*),
- **ILLUSIONEN**,
- **ANGST**,
- **PSYCHOMOTORISCHE UNRUHE** und ist
- (*beim Alkoholdelir*) **SUGGESTIBEL**

Im Delir treten **VEGETATIVE SYNDROME** auf:

- Blutdruck-,
- Temperatur-,
- Puls- und
- Atemfrequenzschwankungen,

die **LEBENSBEDROHLICHE AUSMASSE** annehmen können.

Ein delirianter Patient muß daher immer als **NOTFALL** ins **KRANKENHAUS**!!!!

ⓔ Das Delir dauert klassischerweise ca. 2 bis 7 Tage.

In jedem Delir gehen weitere Hirnzellen zugrunde; der **PERSÖNLICHKEITSABBAU** schreitet weiter fort...

Ein Delir kann sich

➡ zurückbilden, oder in eine

- ❍ **ALKOHOLISCHE DEMENZ**, in eine
- ❍ **KORSAKOW-PSYCHOSE** oder in eine
- ❍ **WERNICKE-ENCEPHALOPATHIE** münden.

Die 3 letztgenannten stellen irreversible Funktionsstörungen des Gehirns dar.

Amtsarztfragen	Dr. med. P. Rommelfanger	
	Atmungsorgane	**Vergriffen**
	Bewegungsapparat	**Neuauflage**
	Checkbuch	
	Differentialdiagnose Band I	**Vergriffen**
	Differentialdiagnose Band 2	
	Gesetzeskunde 2.0 (IfSG)	
	Bundle Gesetzeskunde (BSeuchG) & update & Gesetzeskunde (IfSG) 2.0	
	Hämatologie	
	Hals-Nase-Ohren	
	Herz/Kreislauf Vorklinik	
	Herz/Kreislauf Klinik	**Neuauflage**
	Hormonsystem	
	Immunologie	
	Infektionskrankheiten	**Neuauflage**
	Mikrobiologie/Hygiene	
	Niere	
	Nervensystem Vorklinik	**Vergriffen**
	Nervensystem Klinik	
	Notfallmedizin	
	Psychiatrie	**Neuauflage**
	Psychotherapie Band 1	
	Psychotherapie Band 2	**in Arbeit**
	Psychotherapie Band 3	
	Stoffwechselerkrankungen	
	Vademecum HP	**Neuauflage**
	Vademecum Psychotherapie	
	Verdauungsorgane Vorklinik	
	Verdauungsorgane Klinik	**Vergriffen**
Lehrbücher	**Dr. med. P. Rommelfanger**	
	Grundlagen d. psychoneuralen Therapie®	
	Die Segmenttherapie	
	Atlas der Reflexzonendiagnose	
	Aktuelle Gesetzeskunde	

In der Reihe der **Amtsarztfragen** wird anhand von authentischen Prüfungsfragen der Prüfungsmodus vermittelt, sowie dank der Kommentierung der Fragen durch Frau Dr. Rommelfanger das jeweilige Wissensgebiet erarbeitet. Die Reihe wurde mit jeder Auflage immer wieder aktualisiert und wird momentan komplett überarbeitet. Daher kann es passieren, daß Titel einige Zeit vergriffen sind, aber dafür kriegen Sie **NOCH BESSERE** Bücher Ihrer Lieblingsautorin!

Bei den Lehrbüchern gibt es sowohl für die Psychos, als auch für die HP's die aktuelle (*aktualisierte*) Gesetzeskunde als Paragraphenwerk mit Kommentar (*Rommelfanger*). Die Fragen zu den Gesetzen dürfen Sie sich hier selber stellen.

Das Zuckerle für die HP's haben wir uns zum Schluß aufgehoben: Die

Schriften zur Neuraltherapie

Hier hat Frau Dr. Rommelfanger uns die wissenschaftlichen Hintergründe der Regelkreise von Erkrankungen zusammengefaßt, sowie die Behandlung durch Neuraltherapie über die Segmente.

Eine bildhafte Erfassung und Darstellung der Segmente und Reflexzonen des Körpers zur Diagnose und Therapie finden Sie schließlich in ihrem

ATLAS DER REFLEXZONENDIAGNOSE.

3 Aussagenkombination

Welche Aussage/n ist/sind richtig?

Zu den Zeichen einer endogenen Depression gehören

ⓐ Konzentrationsstörungen

ⓑ Suicidgedanken

ⓒ Schlafstörungen

ⓓ das Gefühl, von außen gelenkt zu werden

ⓔ Gedankenentzug

ⓕ Schuldgefühle

ⓖ Morgentief

Ⓐ Alle Aussagen sind richtig.
Ⓑ Nur Aussagen a, c, d und f sind richtig.
Ⓒ Nur Aussagen a, b, c, f und g sind richtig.
Ⓓ Nur Aussagen b, e, f und g sind richtig.
Ⓔ Nur Aussagen a, c, e, f und g sind richtig.

ANTWORT:

☒ Lösung ©

Die **ENDOGENE DEPRESSION** (*Melancholie*) gehört zu den **AFFEKTIVEN PSYCHOSEN**, zu der **CYCLOTHYMIE** nach K. Schneider.

Nicht verwechseln: der ***ICD 10*** *hat eine etwas andere Einteilung und unterscheidet bei den affektiven Störungen nicht so klar zwischen neurotischen und den psychotischen Verstimmungen.*
Der ICD 10 (Diagnoseschlüssel 10 für die Ärzte) spricht z. B. nur von „minor depression" und „major depression". Es gibt hier auch den Begriff der Zyklothymie: der ICD 10 versteht darunter eine ***ANHALTENDE INSTABILITÄT*** *der Stimmung, wobei der Patient mal leicht depressiv oder auch mal leicht „zu gut drauf" sein kann.*
Die Zyklothymie nach IDC 10 ist jedoch immer wesentlich schwächer in ihren Auswirkungen auf den Alltags des Patienten wie der gleiche Begriff nach K. Schneider: er versteht echte Psychosen (endogene Depression, Manie) darunter. Für uns ist die Unterscheidung nach K. Schneider anschaulicher; da Neurosen für den „psychotherapeutisch Tätigen nach dem HP-Gesetz" die Möglichkeit einer Behandlung beinhalten; Psychosen dagegen nicht – Psychosen brauchen (schulmedizinische) Medikamente.
☞ *Aufpassen, was in der Frage jeweils verlangt wird!*

☞ Echte affektive Psychosen äußern sich also entweder in der

- **MANIE** (*gehobene Stimmung*) oder in der
- **MELANCHOLIE** oder **ENDOGENEN DEPRESSION** (*Herabgestimmtsein*).

Eine Sonderform der **ENDOGENEN DEPRESSION** ist die **LARVIERTE DEPRESSION**, bei der **KÖRPERLICHE** Störungen deutlicher im Vordergrund stehen als der Verstimmungszustand.

➠ Bei der endogenen Depression zieht sich der Patient quasi in sich selbst zurück.

Der Patient hat weniger das Gefühl, traurig zu sein (*was man aus dem Wort „Depression" eventuell ableiten könnte*), sondern er empfindet **GAR NICHTS** mehr:

➠ **GEFÜHL DER GEFÜHLLOSIGKEIT**.

ⓐ Damit kann er sich auf nichts mehr **KONZENTRIEREN**.

Der Depressive kann **KEINEN ANTEIL** mehr nehmen an dem, was um ihn herum vorgeht.

Im Rahmen der Erkrankung treten **FORMALE** und **INHALTLICHE DENKSTÖRUNGEN** auf. Unter einer

- **FORMALEN DENKSTÖRUNG** versteht man z. B. eine allgemeine **VERLANGSAMUNG,** unter einer
- **INHALTLICHEN DENKSTÖRUNG** versteht man z. B. einen **WAHN**.

Die **WAHNTHEMEN** des Depressiven sind alles andere als erfreulich:

ⓕ
- Schuldwahn,
- Versündigungswahn,
- Kleinheitswahn

ⓖ Um die endogene von der neurotischen Depression unterscheiden zu können, fragt man den Patienten, ob er **MORGENS** lange Zeit (mehrere Stunden) braucht, *„um in die Gänge zu kommen*".
Dieses **MORGENTIEF** tritt bevorzugt bei der endogenen Depression auf.

Bei der neurotischen Depression ist das Tief eher am Abend zu finden.

ⓑ Das ist sicherlich kein schönes Leben.

Die gefürchtetste **KOMPLIKATION** bei einer endogenen Depression ist deshalb der **SUICID**.
Wenn man den Verdacht hat, daß sich der Patient etwas antun will, ist das ein Grund für eine **KLINIKEINWEISUNG**; ggf. nach den Unterbringungsgesetzen der Länder.

ⓒ Das **MORGENTIEF** stellt formal eine **DURCHSCHLAFSTÖRUNG** dar. Der Patient wacht ca. eineinhalb Stunden vor seiner normalen Aufstehzeit auf und wälzt sich ruhelos mehrere Stunden im Bett hin und her, bevor er es endlich schafft, sich zu waschen und anzuziehen.
Während dieser Zeit sind die typischen, depressiven Gedanken in voller Intensität vorhanden und quälen den Patienten stark.

Nicht vergessen: auch der Patient mit der larvierten Depression ist **SUICIDGEFÄHRDET**!!

ⓓ ➠ Das **GEFÜHL, VON AUSSEN GELENKT ZU WERDEN** und der
ⓔ ➠ **GEDANKENENTZUG** gehören zu der **SCHIZOPHRENIE**.

Die Schizophrenie ist eine Gruppe von endogenen Psychosen, die nach **KURT SCHNEIDER** gekennzeichnet ist durch (*Symptome ersten Ranges*) ...

- Ich-Störungen, wie
  - Gedankenbeeinflussung,
  - Gedankenlautwerden,
  - Gedankeneingebung
- Wahnwahrnehmungen
- Stimmen in Form von Rede und Gegenrede
- Beeinflussungserlebnisse

sowie (*Symptome 2. Ranges*) durch

- Wahneinfälle
- Halluzinationen
- Gefühlsverarmung
- Verstimmungen.

Ein anderes Diagnoseschema ist nach **BLEULER**; hier gibt es **HAUPTSYMPTOME**:

- Störung der **A**ssoziation
- Störung der **A**ffekte
- **A**utismus
- **A**mbivalenz

und **NEBENSYMPTOME**:

- Halluzinationen
- Wahn
- Katatonie mit Störung
  - der Motorik und
  - des Antriebs.

MERKE:

☞ Bei der

- **SCHIZOPHRENIE** steht die ➠ **STÖRUNG DES DENKENS** im Vordergrund, bei der
- **CYCLOTHYMIE** die ➠ **STÖRUNG DER AFFEKTE**.

Die Schizophrenie und die Cyclothymie (nach K. Schneider) gehören beide zu den endogenen Psychosen.

4 **Nennen Sie 4 Erkrankungen des psychosomatischen Formenkreises!**

ANTWORT:

- [x] Asthma bronchiale,
- [x] Anorexia nervosa,
- [x] Herzneurose,
- [x] Hyperventilationstetanie

EMOTIONALE ERKRANKUNGEN mit vorwiegend **KÖRPERLICHEM AUSDRUCK** nennt man

➡ **PSYCHOSOMATISCHE ERKRANKUNGEN.**

Sicher haben Sie schon „Krankheit als Weg“ gelesen, oder schon den Ausspruch gehört: wo die Zunge schweigt, spricht der Körper.

Im Prinzip findet man bei allen psychischen Fehlreaktionen eine **KÖRPERLICHE VERÄNDERUNG**;

Wenn die körperlichen Beschwerden **IM VORDERGRUND** stehen, sind wir bei den **PSYCHOSOMATISCHEN ERKRANKUNGEN.**

Der Patient spricht hier nicht über Ängste, Depression o. ä. sondern empfindet nur dem somatischen, körperlichen Teil der Gesamterkrankung.

Rein formal bedeutet der Begriff **PSYCHOSOMATISCHE ERKRANKUNG**, daß sowohl die **PSYCHE** als auch das **SOMA** (der Körper) eine Fehlfunktion aufweist. Wenn die Störung zuerst in der **PSYCHE** war und dann den **KÖRPER** in Mitleidenschaft gezogen hat, ist der richtige Begriff **PSYCHO-SOMATISCH.**

Wenn zuerst der Körper eine Fehlfunktion hat, die dann z. B. zu vermehrter Ängstlichkeit führt, die sich wieder um körperlich bemerkbar macht, spricht man auch von einer **SOMATO-PSYCHISCHEN** Erkrankung.

☞ *Wenn Sie ein Beispiel brauchen: Herzrhythmusstörungen können aufgrund von koronaren Durchblutungsstörungen entstehen. Sie lösen (im Fall einer pathologisch beschleunigten Herzfrequenz) Ängste aus, die wiederum auf das Herz und die Durchblutung negativ einwirken.*

☞ **Wichtig für sie ist, daß Sie die Diagnose „psychosomatische Erkrankung“ nicht vorschnell stellen**

Erst dann, wenn **ALLE INTERNISTISCHEN DIAGNOSTISCHEN MÖGLICHKEITEN AUSGESCHÖPFT** sind, kann man als **AUSSCHLUSSDIAGNOSE** von einer psychosomatischen Erkrankung sprechen.

Gründe, weshalb sich eine emotionale Störung im Körperlichen manifestiert, gibt es viel, z. B.:

- **GLEICHZEITIGES AUFTRETEN** einer neurotischen Störung mit einer körperlichen Erkrankung,

oder

- nicht verarbeitete **VERLUSTERLEBNISSE**, wenn nahe Angehörige versterben, etc.

- Oft kann sich eine Neurose im **MAGEN-DARM-TRAKT** bemerkbar machen:
  Hunger, Sättigungsgefühl, Schlucken und Würgen sind prädisponiert für solche Störungen:
  - Globus hystericus,
  - Magenneurosen,
  - spastische Obstipation,
  - Durchfälle, sowie
  - bestimmte Formen der Fettsucht (*Kummerspeck; ungeliebte, überfütterte Kinder*) oder
  - Anorexia nervosa.

- Häufig sind auch psychosomatische **KREUZSCHMERZEN**.
  Kreuzschmerzen können Hinweis auf eine Versagung (genitaler) Bedürfnisse sein.

- Aus der gleichen Rubrik stammen die **PRÄMENSTRUELLEN SPANNUNGSSYNDROME**; auch Störungen und Schmerzen bei der Periode können psychosomatisch bedingt sein.

- **KOPFWEH** und **MIGRÄNE** können ebenfalls psychosomatisch bedingt sein,
  - können aber auch Hinweis auf einen Hirntumor sein!!

- Im Herz/Kreislauf-Bereich gehören hierzu:

  - die **HERZNEUROSE** (*Herzphobie*) und/oder
  - **RHYTHMUSSTÖRUNGEN** (*z.B. supraventrikuläre Extrasystolen*).

- Im **LUNGEN**- und **ATEMWEGSBEREICH** zählen

  - **ASTHMA BRONCHIALE**,
  - **HEUSCHNUPFEN** und andere
  - **ALLERGIEN**, sowie die
  - **HYPERVENTILATIONSTETANIE** dazu.

- Nicht zu vergessen ist die **REIZBLASE**, eine Miktionsstörung ohne organischen Befund.

☞ Viele körperliche Symptome zusammen bezeichnet man auch etwas ungenau als **VEGETATIVE DYSTONIE**.

Die adäquate Behandlung ist natürlich eine **PSYCHOTHERAPIE**

Ich hoffe, Sie sind durch Ihre Ausbildung entsprechend vorbereitet - Sie dürfen diese Krankheiten behandeln, also werden Sie auch daraufhin geprüft!! ... und Sie werden diese Erkrankungen auch später häufig in Ihrer Praxis sehen.

5 Aussagenkombination

Welche Aussage/n ist/sind richtig?

Zu den typischen Symptomen der Schizophrenie gehören

ⓐ Morgentief

ⓑ phasenhafter Verlauf mit Remissionen

ⓒ Stimmenhören in Form von Rede und Gegenrede

ⓓ hypomanische Nachschwankung

ⓔ Gefühl der Gefühllosigkeit

Ⓐ Alle Aussagen sind richtig.
Ⓑ Nur Aussagen b, c und e sind richtig.
Ⓒ Nur Aussage c ist richtig.
Ⓓ Nur Aussagen a, b und e sind richtig.
Ⓔ Nur Aussagen b, c und d sind richtig.

ANTWORT:

☒ Lösung ©

Sie sollten sich Folgendes klar machen: eine

- ● **SCHIZOPHRENIE** ist eine ➠ **STÖRUNG DES DENKENS**, eine
- ❍ **CYCLOTHYMIE** ist eine ➠ **STÖRUNG DER AFFEKTIVITÄT**.

ⓐ Ein **MORGENTIEF** beschreibt einen Zustand, bei dem man in der Frühe am liebsten gar nicht erst aufstehen möchte.

☞ *Ist das eine affektive, eine gefühlsmäßige Störung oder eher eine Störung der Gedankenabfolgen?*

Ok, eine gefühlsmäßige Störung - also gehört das Morgentief zur **DEPRESSION**.

ⓑ **VERSTIMMUNGEN** hat jeder mal. Der Unterschied zum ernsthaft Pathologischen ist (*u. a.*) das **AUSMASS** der Verstimmungen.

Der endogen Depressive ist so hoffnungslos, daß ihn oft nur sein reduzierter Handlungsantrieb vom Suicid abhält.
Aber auch die schwärzeste Nacht geht vorbei; irgendwann scheint die Sonne wieder.
Verstimmungen verlaufen in Phasen - d. h. irgendwann ist die Stimmung des Patienten wieder normal.

☞ Ergo: ein **PHASENHAFTER VERLAUF** ist für die **CYCLOTHYMIE** typisch - im Gegensatz zum **SCHUBWEISEN VERLAUF** der Schizophrenie.
Die Denkstörungen der Schizophrenen hinterlassen ihre Spuren und der Patient ist nicht mehr derselbe wie vor dem Schub.

Der Schizophrenie-Patient kann bei jedem Schub einen mehr oder weniger stark ausgeprägten Persönlichkeitsverlust aufweisen.

Merke:

Phasen (Cyclothymie) gehen mit einer weitgehenden Remission (Normalisierung) einher;

ein Schub (Schizophrenie) hinterläßt eine mehr oder weniger große Defektheilung.

ⓒ Stellen Sie sich vor, Sie haben **AKUSTISCHE HALLUZINATIONEN** dergestalt, daß Menschen, die nicht da sind, sich über Sie unterhalten - *und, Sie können wetten, diese Stimmen sagen nichts Nettes über Sie.*

Liegt hier eine Störung des Denkens oder der Affektivität vor?

Genau - es liegt eine ***DENKSTÖRUNG*** *vor.*

☞ Diese akustischen Halluzinationen gehören damit zur **SCHIZOPHRENIE**.

DENKSTÖRUNGEN unterteilt man prinzipiell in:

- **FORMALE DENKSTÖRUNGEN**, wie
  - Störungen des **GEDANKENABLAUFS** und der
  - **LOGIK** - ganz charakteristisch für die Schizophrenie - und
- **INHALTLICHE DENKSTÖRUNGEN**, wie
  - **WAHN** und
  - **ZWANGSIDEEN**.

ⓓ Unter einer **HYPOMANISCHEN NACHSCHWANKUNG** versteht man ein kleines Hoch nach einem depressiven Tal (*als Ausgleich, vermutlich*).

Liegt hier eine affektive oder eine Denkstörung vor?

☞ *Gut, bei dieser* ***AFFEKTIVEN STÖRUNG*** *sind wir also bei dem Krankheitsbild der* ***DEPRESSION****.*

ⓔ Das **GEFÜHL DER GEFÜHLLOSIGKEIT** spricht für sich: eine **AFFEKTIVE STÖRUNG**, die zur **ENDOGENEN DEPRESSION** gehört.

☞ Siehe **Frage # 3**

PRÜFUNGS-VORBEREITUNG HEILPRAKTIKER

Wenn Sie schon nicht die Ausbildung bei Frau Dr. Rommelfanger machen konnten, sollten Sie sich wenigstens die Vorbereitung zur Prüfung bei ihr gönnen - schließlich haben Sie ja schon etliches an Zeit und Geld investiert und da wollen Sie doch auf Nummer sicher gehen, wenn Sie sich auf den Weg zum Amtsarzt machen.

Neben unserem „Concentration Camp: Rommelfanger pur“ in Form des **NÜRNBERGER TRICHTERS***, haben wir noch unsere **SONNTAGSPAUKKURSE**, um den theoretischen Teil der Prüfung in die Rübe zu bringen.

Der Unterschied zum Trichter?

- Nur Theorie (keine Praxis)
- Sie kommen an 10 Sonntagen (statt einmal Pfingsferien versaut)
- zeitlich kürzer (14.00 - 17.00)
- es fehlt der Kumulationseffekt des Trichters ...

... aber definitiv besser als jede andere Vorbereitung (jenseits des Trichters).

Besonders für die **SONNTAGSSCHÜLER** empfiehlt sich die Ergänzung durch unsere **PRAXISWOCHENENDEN**.
Wer den Trichter besucht hat, sollte sich hier bereits auskennen, wer aber die nötige Kohle hat, profitiert von einem zweiten „Praxistag“ - schließlich ist Ihre nächste praktische Prüfung der Ernstfall (Huch! Ein Patient!!).

Ein besonderes Schmankerl ist unser **MOTIVATIONSSONNTAG****. Der Name kann leider nicht alles ausdrücken, was wir hier für Sie an Feinschliff bieten! Es geht hier um Ihre ganz persönlichen „Prüfungsleichen“ und „Blackouts“, die zwischen Ihnen und dem Schein stehen, sowie jede Menge Routine für Ihren großen Tag.

Siehe *Seite 56 und **Seite 134

6 Aussagenkombination

Welche Aussage/n ist/sind richtig?

Für die Manie sind folgende Symptome typisch:

ⓐ Beschäftigungsdrang
ⓑ Desorientiertheit
ⓒ Ideenflucht
ⓓ gesteigerter Antrieb
ⓔ Hebephrenie

Ⓐ Alle Aussagen sind richtig.
Ⓑ Nur Aussagen a, c und d sind richtig.
Ⓒ Nur Aussagen a, d und e sind richtig.
Ⓓ Nur Aussagen a, b, d und e sind richtig.
Ⓔ Nur Aussagen c und e sind richtig.

ANTWORT:

☒ Lösung Ⓑ

Die **MANIE** gehört zum Formenkreis der **CYCLOTHYMIE**.

Bei der Manie sind die Patienten unerträglich „gut drauf". Wissenschaftlicher ausgedrückt:

sie sind **ÜBER-STIMMT.**

Die Patienten haben einen

ⓐ ● Beschäftigungsdrang und einen
ⓓ ● **GESTEIGERTEN ANTRIEB**.

So ein Patient braucht nur **WENIG SCHLAF** und ihm fällt immer wieder was Neues, noch hanebücheneres ein.

*Oft gründen die Patienten in maßloser **SELBSTÜBERSCHÄTZUNG** Firmen - und verschulden sich und ihre Familie mit horrenden Summen.*

Da sich die Patienten selbst absolut gut und leistungsfähig fühlen, ist eine (*ev. zwangsweise*) **KLINIKEINWEISUNG** und Behandlung oft auch einfach deshalb nötig, um die Familie zu schützen.

ⓒ Ein weiteres Symptom der Manie ist die **IDEENFLUCHT**; die Patienten kommen vom Hundertsten ins Tausendste; bei der Manie fließen allerdings die Gedanken zu schnell, als daß etwas Greifbares entsteht.

*Wenn der Gesunde in einer Hochphase kreativ ist, kann der manische Patient mit seinen 1000 Ideen nichts anfangen und nichts zu Ende bringen - die **IDEENFLUCHT**.*

Eine Ideenflucht ist aber noch kein Wahn!

Wenn man sehr schnell denken kann, kann man dem, was der ideenflüchtige Patient sagt, schon noch folgen – allerdings nicht sehr lang, dann bekommt man Kopfweh

Die Gedanken sind noch halbwegs logisch und schlüssig, wenn auch viel zu schnell aufeinander folgend; beim Wahn wird das Ganze einfach nicht mehr nachvollziehbar.

ⓑ **DESORIENTIERTHEIT** gehört zum Symptomenkomplex der

➠ **ORGANISCH BEGRÜNDBAREN PSYCHOSEN**.

● Bei der **AKUTEN VERLAUFSFORM** eines organischen Psychosyndroms steht die **BEWUSSTSEINSSTÖRUNG** im Vordergrund.

Die akute Verlaufsform kann sich äußern in einem

❍ **DELIR** mit

- Desorientiertheit,
- Halluzinationen,
- Illusionen,
- psychomotorische Aktivitäten,
- vegetative Zeichen

oder in einem

❍ **AMENTIELLEN SYNDROM** oder einem
❍ **DÄMMERZUSTAND**.

❍ Bei der **CHRONISCHEN VERLAUFSFORM** des organischen Psychosyndroms kann ein

⊙ **KORSAKOW-SYNDROM** auftauchen, mit
- Desorientiertheit,
- Merkfähigkeitsstörung,
- Konfabulationen, eine

⊙ **ORGANISCHE WESENÄNDERUNG** mit Störung des
- Antriebs, der
- Stimmung und der
- Kritikfähigkeit, sowie eine

⊙ **DEMENZ**.

Die Demenz geht ebenfalls mit **ORIENTIERUNGSSTÖRUNGEN** einher.

ⓔ Eine **HEBEPHRENIE** ist eine besondere Verlaufsform der **SCHIZOPHRENIE**.

Die Schizophrenie ist eine uneinheitliche Gruppe von Psychosen; sie kann klinisch unterteilt werden in folgende Untergruppen:

1. Die Paranoid-halluzinatorische Form.
2. Die katatone Form
3. Die hebephrene Form
4. Die Schizophrenia simplex

1 Die **PARANOID-HALLUZINATORISCHE FORM.**

Diese Form der Schizophrenie kann ganz **AKUT** beginnen und zeichnet sich hauptsächlich durch eine ausgeprägte **WAHNSYMPTOMATIK** aus.

Die paranoid-halluzinatorische Form tritt später als andere Formen auf; oft als
➡ **SPÄTSCHIZOPHRENIE** (*gute Prognose*!).
Die Gesamtpersönlichkeit bleibt lange intakt; allerdings sind die wahnhaften Erlebnisse schwer zu therapieren und persistieren lange Zeit.

2 Die **KATATONE FORM.**

Eine **AKUTE KATATONIE** hat eine **GÜNSTIGE PROGNOSE** und kann sich relativ rasch wieder zurückbilden. Unter der Katatonie versteht man **STÖRUNGEN DER MOTORIK UND DES ANTRIEBS**:

- von einem **STUPOR** spricht man, wenn der Patient unbeweglich im Bett liegt und zwar die Umwelt sieht und hört, aber nicht auf Reize (*Ansprechen etc.*) reagieren kann.
- Unter einem **MUTISMUS** versteht man die Unfähigkeit zu sprechen (*aus psychischen Gründen*),
- von einer **KATALEPSIE** spricht man, wenn die Patienten Extremitäten in unbequemen Stellungen unnatürlich lange Zeit halten können.

☞ *Es gibt aber auch* ***KATATONE ERREGUNGSZUSTÄNDE****, in denen die Patienten dauernd Turnübungen machen, Hyperkinesen aufweisen, Grimassieren oder dauernd einzelne Worte wiederholen. Obwohl diese Störungen der Motorik und des Antriebs im Vordergrund stehen, sind die schizophrenie-typischen Denk- und Ich-Störungen natürlich ebenfalls vorhanden.*

3. Die **HEBEPHRENE FORM** tritt bei Jugendlichen auf und hat eine eher **UNGÜNSTIGE PROGNOSE**.

Es handelt sich um eine **AFFEKTIVE VERFLACHUNG** und **ENTHEMMUNG**; die Patienten lachen und/oder sind laut, es handelt sich jedoch nicht um echte Emotionen, die irgendwie nachzuvollziehen sind.
Die nach außen dargestellten Emotionen wirken unecht und hohl - die Frau/der Mann vom Fach spricht von „**LÄPPISCHER HEITERKEIT**".

4. Die **SCHIZOPHRENIA SIMPLEX**.

Diese Form verläuft **PRIMÄR CHRONISCH** und hat daher auch eine **SCHLECHTE PROGNOSE**.

Wie bei allen chronischen Erkrankungen sind die Symptome nicht sehr auffallend: die Patienten werden einfach immer „komischer": sie verlieren zunehmend den Kontakt nach außen und lassen sich verkommen.

Die, für die Schizophrenie typischen Symptome entwickeln sich langsam und führen zu ausgeprägten **RESIDUALZUSTÄNDEN**.

Die Diagnose der Schizophrenia simplex wird in erster Linie gemäß der 4 A's nach Bleuler gestellt:

- Störung der **A**ssoziation
- Störung der **A**ffekte
- **A**utismus
- **A**mbivalenz

PRÜFUNGS-VORBEREITUNG PSYCHOTHERAPIE

Nicht jede/r kann die Ausbildung bei Frau Dr. Rommelfanger machen. Deshalb, sollten Sie sich wenigstens die Vorbereitung zur Prüfung bei ihr gönnen - schließlich haben Sie ja schon etliches an Zeit und Geld investiert und da wollen Sie doch auf Nummer sicher gehen, wenn Sie sich auf den Weg zum Amtsarzt machen.

Für die Psychotherapie haben wir so etwas wie den „Nürnberger Trichter" leider nicht, aber das machte in der Psychotherapie auch keinen Sinn. Hier geht es wirklich nur darum, des Gelernte zu wiederholen und auf die speziellen Anforderungen der Prüfung anzupassen. Natürlich konfrontieren wir Sie dazu mit einer kleinen schriftlichen Einladung, damit Sie am Prüfungstag nicht überrascht sind, was man da von Ihnen alles erwartet.
Das erinnert Sie an unseren Sonntagspaukkurs bei den HP's?
Gratuliere, dann haben Sie gut aufgepaßt!
Der einzige Unterschied ist, daß die Psychos am Montag Abend von 18.00 bis 21.00 kommen - und auch nur 6 mal.

Ein weiterer wichtiger Baustein Ihrer Ausbildung und Prüfungsvorbereitung ist unser **DIFFERENTIALDIAGNOSEKURS PSYCHOTHERAPIE**. Hier geht es um die „Es kommt ein Patient zu Ihnen ..."-Situation, mit der Sie bevorzugt in der mündlichen Prüfung konfrontiert werden (*deshalb findet der Kurs auch immer nach der Schriftlichen statt*). So etwas gibt es auch für die HP's, aber dieser Termin ist speziell für psychische Erkrankungen.

🕮 ***Siehe Seite 60**

Unser besonderes Schmankerl, der **MOTIVATIONSSONNTAG** findet zusammen mit den HP's statt, da es hier ja nicht um das Fachwissen geht, sondern darum dieses Wissen in die Prüfung einzubringen. Der Name kann leider nicht alles ausdrücken, was wir hier für Sie an Feinschliff bieten! Es geht hier um Ihre ganz persönlichen „Prüfungsleichen" und „Blackouts", die zwischen Ihnen und dem Schein stehen.

🕮 ***Siehe Seite 134**

7 Nennen Sie 3 Anzeichen eines beginnenden alkoholischen Delirs!

ANTWORT:

☒ Schlafstörungen,

☒ stabile, visuelle Halluzinationen,

☒ unbestimmte Angst.

Ein **DELIR** gehört in den Formenkreis der **AKUTEN EXOGENEN PSYCHOSEN**.

☞ *Eine exogene Psychose ist eine körperlich begründbare Psychose.*

Ein **DELIR** ist gekennzeichnet durch

- Bewußtseinstrübung,
- Desorientiertheit,
- psychomotorische Aktivität,
- Angst,
- Halluzinationen,
- Illusionen und
- vegetative Entgleisungen.

Speziell beim **ALKOHOLISCHEN DELIR** findet man als Besonderheit:

- **HALLUZINATIONEN**;
  sie beziehen sich auf kleine, bewegte, farblose Gegenstände (*weiße Mäuse*),
- grobschlägiges **ZITTERN** - zusätzlich sind
- die Patienten stark **SUGGESTIBEL**.
  Diese Suggestibilität findet sich charakteristisch beim Alkohol-Delir.

Zum Wiederholen:

Die anderen beiden Syndrome, die auf eine akute organische Psychose hinweisen können, sind:

- das **AMENTIELLE SYNDROM** mit
  - Desorientiertheit und
  - Illusionen als die leichteste Form (*bei Hirntraumata z. B.*) und
- der **DÄMMERZUSTAND** mit
  - scheinbar geordnetem Verhalten und zumindest
  - partieller Desorientiertheit.

Ein Dämmerzustand kann vorkommen bei einer

- Epilepsie, bei
- pathologischen Rauschzuständen, bei
- schwereren Hirntraumata, bei
- einer Encephalitis (*Gehirnentzündung*), bei
- Stirnhirntumoren oder beim
- Fleckfieber.

siehe Amtsarztfragen NERVENSYSTEM KLINIK

- Zusätzlich gibt es das **DURCHGANGSSYNDROM**.

Unter einem **DURCHGANGSSYNDROM** versteht man die kurze Ausbildung deutlicher **SYMPTOME DES AKUTEN ORGANISCHEN PSYCHOSYNDROMS**, die entweder in der

- **AUSBILDUNGSPHASE** oder in der
- **ABHEILUNGSPHASE** einer **KÖRPERLICHEN ERKRANKUNG** auftreten können (*Hypercalciämie, Apoplex etc.*).

Das Durchgangssyndrom kann alle erdenklichen psychopathologischen Bilder hervorbringen:

- schizophrenieähnliche Zustände,
- Verwirrtheitszustände (*akutes Korsakow-Syndrom*),
- wahnhafte Zustände,
- Halluzinationen etc.

- Ein **ALKOHOLISCHES DELIR**, das **DELIRIUM TREMENS**, fällt nicht vom Himmel, sondern kündigt sich - insbesondere beim Kontinuitätsdelir - oft wochen- oder monatelang an.

Auslöser für ein alkoholisches Delir können sein:

- Fieber,
- Traumata,
- Alkoholexzess oder
- einige Tage (*meist erzwungener*) Abstinenz.
    - Fieber
    - Traumata
    - Streßsituation i. w. S.

Die Patienten bekommen eine unbestimmte

- **ANGST**, die sie wiederholt aus dem Schlaf aufschrecken läßt.
- Es stellt sich **SCHWINDEL** ein, die **UNRUHEZUSTÄNDE** werden immer deutlicher.
- Ein, anfänglich feines **ZITTERN** geht in einen **GROBEN TREMOR** über.
- Die Patienten entwickeln **STABILE HALLUZINATIONEN**, d. h. Sinnestäuschungen, die permanent wahrgenommen werden, wobei die Patienten im Anfang zumindest wissen, daß es sich um Sinnestäuschungen, also um nicht reale Dinge handelt (**PSEUDOHALLUZINATIONEN**).
  Eine solche stabile, visuelle Halluzination kann z. B. sein, daß der Patient sich von einem großen schwarzen Tier oder von einem dunkel gekleideten Menschen verfolgt sieht. Diese Halluzinationen beunruhigen den Patienten in aller Regel nicht besonders.

Da der typische Alkoholiker diese Vorzeichen alle ignoriert, bricht irgendwann nachts das **MANIFESTE DELIR** aus

➠ Symptome siehe oben.

8 Nennen Sie 5 Formen des Alkoholismus und erläutern Sie diese!

ANTWORT:

☒ α-Trinker: Konflikttrinker
☒ β-Trinker: Gelegenheitstrinker
☒ γ-Trinker: Kontrollverlust
☒ δ-Trinker: Spiegeltrinker
☒ ε-Trinker: Dipsomanie

Nach **JELLINEK** lassen sich 5 Typen der Alkoholabhängigkeit unterscheiden:

❶	Der α-**TRINKER**	**[alpha-Trinker]**.
❷	Der β-**TRINKER**	**[beta-Trinker]**.
❸	Der γ-**TRINKER**	**[gamma-Trinker]**.
❹	Der δ-**ALKOHOLIKER**	**[delta-Trinker]**.
❺	Der ε-**ALKOHOLIKER**	**[epsilon-Trinker]**.

❶ Der α-**TRINKER**.

Er ist der typische **KONFLIKTTRINKER**; wenn es ihm gut geht, greift er nicht zur Flasche.

☞ *Wie es schon so schön bei Wilhelm Busch heißt: „es ist ein Brauch von alters her, wer Sorgen hat, hat auch Likör“.*

Im klassischen Sinn (WHO) handelt es sich hier noch nicht um einen Suchtkranken, da er, in Abhängigkeit seiner Stimmungslage durchaus auf Alkohol verzichten kann.
Der α-Trinker ist quasi nur dann als „süchtig“ anzusehen, wenn er **PROBLEME** hat.

2 Der β-**TRINKER**.

Der β-Trinker trinkt weil es ihm Spaß macht, weil's schmeckt und weil es grad so lustig ist. Außerdem gönnt man sich ja sonst nichts.

Der β-Trinker kann durchaus auf den Alkohol verzichten (*wenn's denn sein muß*); er gehört im engeren Sinn des Wortes auch nicht zu den Alkoholabhängigen.

Wenn's bei unserem β-Alkoholiker aber öfters gar zu lustig zugeht, können sich trotzdem Organschäden entwickeln!

3 Der γ-**TRINKER**.

Er ist **PSYCHISCH UND PHYSISCH ABHÄNGIG**, also ein Süchtiger auch im engeren Sinn. Der γ-Alkoholiker stellt die **HÄUFIGSTE FORM DES ALKOHOLISMUS** dar.

γ-Alkoholiker trinken heimlich (*und unheimlich*), denken dauernd ans Trinken und schütten gierig die ersten Gläser in sich hinein. Es stellen sich auch bald

- körperliche,
- seelische und
- soziale Verfallszustände ein.

Der γ-Alkoholiker kann **NICHT** auf Alkohol **VERZICHTEN**.

☞ Bereits nach einer geringen Menge an konsumiertem Alkohol kann er mit dem Trinken nicht mehr aufhören; man nennt das Phänomen **KONTROLLVERLUST**.

4 Der δ-**ALKOHOLIKER**.

Der δ-Alkoholiker ist derjenige, dem man seinen Abusus auf den ersten und zweiten Blick nicht mal ansieht. Er benimmt sich normal, fällt kaum in einen Rauschzustand und hat es ganz gut geschafft, mit Hilfe von größeren Mengen Pfefferminzbonbons o. ä. den Alkoholgeruch zu unterdrücken.

Er ist ein **GEWOHNHEITSTRINKER**, der ständig sein gewisses Quantum Alkohol im Blut braucht. Seine Organe haben sich an die veränderte Blutzusammensetzung gewöhnt; bei einer **ABSTINENZ** treten **DEUTLICHE** körperliche **ENTZUGSZEICHEN** auf.

Es handelt sich also in erster Linie um eine **PHYSISCHE ABHÄNGIGKEIT**, die natürlich mit entsprechenden Organschäden einhergeht.

Dem δ-Alkoholiker können Sie aber weitestgehend das Glas aus der Hand nehmen, ohne daß er ausrastet: der Patient weist in der Regel **KEINEN KONTROLLVERLUST** auf.

Alkoholkranke Frauen fallen oft in diese Kategorie.

5 Der ε-**ALKOHOLIKER**.

Ihn kennen Sie vielleicht besser unter dem volkstümlichen Begriff „**QUARTALSÄUFER**“.

Etwas vornehmer nennt man diese Form „**DIPSOMANIE**“ oder **EPISODISCHES TRINKEN**.

Es handelt sich hierbei um eine **PSYCHISCHE ABHÄNGIGKEIT**, die **PHASENWEISE** auftritt. **WÄHREND** dieser Phasen besteht ein **KONTROLLVERLUST**; der Patient schüttet bedeutende Mengen Alkohol in sich hinein um nach 3 Tagen irgendwo im Rinnstein wieder aufzuwachen. Er schwört sich und Anderen, das nie wieder zu tun, und hält sein Versprechen im Durchschnitt 3 Monate durch, dann kommt es zum nächsten Anfall.

Zwischen den Anfällen ist der Patient durchaus zur **ABSTINENZ** fähig.

9 Aussagenkombination

Welche Aussage/n ist/sind richtig?

Zu den akuten exogenen Psychosen gehören:

ⓐ einfacher Alkoholrausch

ⓑ Korsakow-Psychose

ⓒ akute Pankreatitis bei Alkoholabusus

ⓓ Arteriosklerose der Hirngefäße (Multiinfarktdemenz)

ⓔ Delir aufgrund einer Encephalitis

Ⓐ Alle Aussagen sind richtig.

Ⓑ Nur Aussagen a, b, c und e sind richtig.

Ⓒ Nur Aussagen b und d sind richtig.

Ⓓ Nur Aussagen a und e sind richtig.

Ⓔ Nur Aussagen b, c und e sind richtig.

ANTWORT:

☒ Lösung Ⓓ

Eine **EXOGENE PSYCHOSE** ist eine **KÖRPERLICH BEGRÜNDBARE PSYCHOSE**,
d. h. diese Psychose ist Folge einer (*nachweisbaren*) **SCHÄDIGUNG DES GEHIRNS**.

Die Gehirnschädigung kann sowohl durch ein

- **TRAUMA** (*Contusio - siehe Amtsarztfragen* ***Nervensystem KLINIK***) als auch durch
- **INTOXIKATIONEN** mit zentral wirksamen Stoffen oder
- durch allgemeine **STOFFWECHSELSTÖRUNGEN** (*Leberkoma*) zustande kommen.

Formal unterscheidet man zwischen einer

- **akuten** exogenen Psychose und einer
- **chronischen** exogenen Psychose.

- Eine **AKUTE EXOGENE PSYCHOSE** kann mit einem sog. **DURCHGANGSSYNDROM** beginnen.

  Ein Durchgangssyndrom ist quasi eine unvollständige exogene Psychose, die entweder ausheilt oder chronifiziert.

  Die Patienten führen scheinbar geordnete Handlungen aus, sie sind wie in Trance. Es können

  - Halluzinationen und
  - Wahn auftreten,
  - Merkfähigkeitsstörungen oder eine
  - Verlangsamung.

Beim Durchgangssyndrom muß keine direkte Bewußtseinsstörung auftreten.

Alle anderen akuten exogenen Psychosen gehen charakteristischerweise mit einer **BEWUSSTSEINSSTÖRUNG** einher.

Im Rahmen der **PSYCHIATRIE** unterscheidet man:

1. das **AMENTIELLE SYNDROM**
   Verwirrtheitssyndrom; der Patient ist desorientiert
2. das **DELIR**
   mit Halluzinationen, Illusionen, vegetativen Zeichen, psychomotorischer Unruhe
3. den **DÄMMERZUSTAND** .

Im Rahmen der **INTERNISTISCHEN** Diagnostik unterscheidet man verschiedene Stadien der quantitativen Bewußtseinstrübung:

- Benommenheit
- Somnolenz (*Schläfrigkeit*)
- Sopor (*Schläfrigkeit, aber weckbar*)
- Koma (*Patient ist nicht weckbar)*.

Zu den Ursachen eines **AKUTEN PSYCHOSYNDROMS** können alle Krankheiten gehören, die sich rasch entwickeln,

ⓐ
- z. B. eine **AKUTE ALKOHOLINTOXIKATION**, ein **RAUSCH**.
  Auch alle anderen Intoxikationen (*Psychopharmakaintoxikationen*) können zu einem organischen Psychosyndrom führen.

Weitere Ursachen können sein:

- **AKUTE KÖRPERLICHE ERKRANKUNGEN**, die mit Stoffwechselentgleisungen einhergehen (*Leberkoma, urämisches Koma, Hormonentgleisungen*),
- **HIRNTRAUMATA** (*Kontusion*)
- **HIRNTUMOREN**
- **EPILEPSIE** (*Dämmerzustand nach einem epileptischen Anfall*)

ⓔ
- und **ENCEPHALITIDEN**.

Wie Sie aus den **AMTSARZTFRAGEN NERVENSYSTEM Klinik** noch wissen, stellt beispielsweise das Auftreten von Halluzinationen, Illusionen, psychomotorischer Unruhe etc. bei einer **MENINGITIS** Hinweis auf eine Komplikation dar: es handelt sich dann bereits um eine **MITBETEILIGUNG DES HIRNGEWEBES**, um eine

➡ **MENINGOENCEPHALITIS**.

ⓑ Die **KORSAKOW-PSYCHOSE** stellt eine **CHRONISCHE VARIANTE** des organischen Psychosyndroms dar.

Außer mit der Korsakow-Psychose kann sich eine chronisch organische Psychose mit

❶ Persönlichkeitsveränderungen und/oder

❷ einer Demenz bemerkbar machen.

❶ Zu den **PERSÖNLICHKEITSVERÄNDERUNGEN** gehört das

- ⊙ **PSEUDONEURASTHENISCHE SYNDROM** mit „reizbarer Schwäche" sowie die
- ● **ORGANISCHEN WESENSÄNDERUNGEN** mit Störungen des Antriebs, der Kritik und der Stimmung.

⊙ Unter dem **PSEUDONEURASTHENISCHEN SYNDROM** versteht man eine allgemeine **ANTRIEBS-VERMINDERUNG** des Patienten, eine Verlangsamung, sowie eine allgemeine Mißlaunigkeit. Die Patienten können sich schwer auf neue Situationen einstellen, klagen über Konzentrations- und Merkfähigkeitsstörungen, sowie über vermehrte Erschöpfbarkeit.

☞ Zitat: „*man wird alt und das ist etwas Schreckliches*".

● Bei der **ORGANISCHEN WESENSÄNDERUNG** kommt es zu einer **ZUSPITZUNG UND KARRIKATUR DER CHARAKTERZÜGE** des Patienten (*derjenige, der früher sparsam war, wird jetzt geizig; derjenige der früher ordentlich war, wird jetzt pedantisch etc.*).

Oft kommen aber noch **PERSÖNLICHKEITSFREMDE ZÜGE** hinzu:

- Verlust von Anstand, Ethik und Taktgefühl,
- Schadenfreude,
- querulatorische Züge.

Für die Angehörigen ist das Zusammenleben mit einem Patienten mit organischem Psychosyndrom manchmal eine harte Prüfung.

Unter einer **DEMENZ** versteht man einen **ERWORBENEN INTELLIGENZABBAU**; d. h. diese Patienten waren früher intelligent.

Oligophrenie oder Idiotie bezeichnet dahingegen einen Zustand, bei dem die Intelligenz noch nie ausgeprägt war.

Die Demenz ist gekennzeichnet durch

- Verwirrtheit,
- Merkfähigkeitsstörungen und
- Orientierungsstörungen
(*zur Person, zum Ort und zur Zeit*).

p.s.: verwechseln Sie nicht die Korsakow-**PSYCHOSE** (*chronische Verlaufsform einer exogenen Psychose*) mit dem Korsakow-**SYNDROM**!

Das Korsakow-Syndrom ist quasi der Überbegriff und beschreibt Merkfähigkeitsstörungen und Desorientiertheit.

Das Korsakow-Syndrom kann im Rahmen eines Durchgangsyndroms bei der akuten exogenen Psychose auftreten oder als echte Korsakow-Psychose beim chronischen Verlauf exogener Psychosen.

Die **KORSAKOW-PSYCHOSE** tritt sehr häufig bei **ALKOHOLABUSUS** auf - kann aber z. B. auch bei **MULTITRAUMATA DES GEHIRNS** beobachtet werden.

Kennzeichen der Korsakow-Psychose sind:

- Merkfähigkeitsstörungen
- Konfabulationen
- Desorientiertheit

- Die **MERKFÄHIGKEITSSTÖRUNGEN** betreffen in erster Linie das Kurzzeitgedächtnis - der Patient vergißt augenblicklich, was man soeben zu ihm gesagt hat (*Instant-Gedächtnis oder volkstümlich Siebhirn*)
- Dafür werden diese Gedächtnislücken mit blühenden - und vor allem beim Alkoholiker - mit absolut unwahrscheinlich klingenden **KONFABULATIONEN** („*Lügengeschichten*") gefüllt.
- Als drittes Kennzeichen im Bunde darf natürlich die **DESORIENTIERTHEIT** nicht fehlen. Am störanfälligsten ist die Orientierung zur Zeit, dann folgt die Orientierung zum Ort. Am stabilsten ist die Orientierung zur Person - sie kann selbst bei einer so schweren Erkrankung wie der Korsakow-Psychose wenigstens teilweise noch erhalten sein.

☞ Ergo:

ⓓ Die **MULTIINFARKTDEMENZ** bei Arteriosklerose gehört daher ganz typisch zu den **CHRONISCHEN ORGANISCHEN PSYCHOSYNDROMEN**.

ⓒ Die **AKUTE PANKREATITIS** war wohl nur dabei, um Ihre Streßfestigkeit zu testen.

Die akute Pankreatitis kann beim Alkoholabusus auftreten, hat aber mit einem Psychosyndrom nichts zu tun.

Die akute Pankreatitis schädigt nicht in besonderem Maße das Gehirn oder die Nervenzellen; es kann (*höchstens*) durch die Entgleisung des Zuckerstoffwechssels zum Schock kommen.

siehe Amtsarztfragen VERDAUUNGSSYSTEM Klinik

10 Aussagenkombination

Welche Aussage/n zum Thema Wahn ist/sind richtig?

ⓐ Das Symptom Wahn weist immer auf eine Psychose hin.

ⓑ Wahn gehört zu den inhaltlichen Denkstörungen.

ⓒ Das Charakteristische beim Wahn ist, daß der Patient die Unsinnigkeit von Tätigkeiten z. B. einsieht, diese aber trotzdem ausführt.

ⓓ Unter dem Begriff Wahn versteht man die Wahrnehmung von Dingen/Gegenständen, die nicht vorhanden sind.

ⓔ Wahn gehört zu den Grundsymptomen der Schizophrenie nach Bleuler.

Ⓐ Nur Aussagen a und d sind richtig.

Ⓑ Nur Aussagen a, c und e sind richtig.

Ⓒ Nur Aussagen b, c und e sind richtig.

Ⓓ Nur Aussagen a, d und e sind richtig.

Ⓔ Nur Aussage b sind richtig.

ANTWORT:

☒ Lösung Ⓔ

Man unterscheidet

- **FORMALE DENKSTÖRUNGEN** und
  (*Störungen des Gedankenablaufs z. B. Gedankenabreißen*)
- **INHALTLICHE DENKSTÖRUNGEN**
  (*Störungen des Gedankeninhalts*)

ⓑ **WAHN** gehört zu den **INHALTLICHEN DENKSTÖRUNGEN**.

☞ Eine andere, **INHALTLICHE DENKSTÖRUNG** ist die **ZWANGSIDEE**.

Von einem **WAHN** spricht man, wenn der Patient von Dingen, die an sich unmöglich sind, felsenfest überzeugt ist. Die Krankheit beeinträchtigt sein Wohlbefinden elementar und bestimmt sein ganzes Leben in einem Maß, daß er nicht mehr seinen normalen Lebensaufgaben nachgehen kann.

➠ Der Wahn weist charakteristischerweise einen **KRANKHAFTEN ICH-BEZUG** auf; die Patienten deuten Dinge/Ereignisse der Umwelt im Sinne ihres Wahns um und **BEZIEHEN SIE AUF SICH**. Normale Alltagsereignisse werden als „Botschaften“ irgendwelcher Mächte interpretiert.

➠ **INHALTE** eines Wahns sind **UNKORRIGIERBAR** und **NICHT BEWEISBEDÜRFTIG**.
Mit einem Neurotiker, der verschrobene Ideen hat, kann man diskutieren.
Ein Neurotiker kann auch Fehlüberzeugungen ablegen, bei einem Wahnkranken ist jedes Diskutieren überflüssig und hinfällig - ***„Es ist so, ich weiß es und Schluß“***.

➠ Ein Wahn ist **UNVERSTEHBAR**; die Inhalte des Wahns sind einfach realistisch unmöglich.

ⓐ Das Symptom „Wahn“ kann bei Neurosen und bei Psychosen auftreten.

Eine reine Wahnstörung (*ohne andere Symptome*) heißt **PARANOIA** - es handelt sich meist um den sensitiven Beziehungswahn. Die Paranoia gehört formal zu den Neurosen.

Häufig leitet der Wahn aber auch einen schizophrenen Schub ein (*Schizophrenie - Psychose*!)

ⓒ Wenn ein Patient Handlungen ausführen muß, obwohl er die Unsinnigkeit einsieht, fühlt er sich **GEZWUNGEN**

➠ es handelt sich also um einen **ZWANG**.

☞ Merke:

➠ Beim **WAHN** ist der Patient von der Richtigkeit 110 % **ÜBERZEUGT**,

➠ beim **ZWANG** muß der Patient **GEGEN SEINE ÜBERZEUGUNG** Handlungen ausführen.

ⓓ Ein Patient, der Dinge sieht, hört, fühlt o.ä., die nicht real vorhanden sind, leidet unter einer

➠ **HALLUZINATION**.

Unter einer **ILLUSION** versteht man eine **VERKENNUNG VON REALEN GEGENSTÄNDEN** z. B. bei schlechten Beleuchtungsverhältnissen.

☞ Halluzinationen und Illusionen gehören zu den **WAHRNEHMUNGSSTÖRUNGEN**.

Wahrnehmungsstörungen treten auf bei

- Neurosen,
- Psychosen, aber auch bei
- Übermüdung.

ⓔ *Die Symptome der* ***SCHIZOPHRENIE*** *müssen sitzen, da beißt die Maus keinen Faden ab*:

Es gibt die Symptome nach

- **KURT SCHNEIDER** und
- **BLEULER**.

- Zu den **SYMPTOMEN ERSTEN RANGES** nach K. Schneider gehören:
  - Ich-Störung
  - Gedankenbeeinflussung, Gedankenlautwerden, Gedankeneingebung
  - Wahnwahrnehmung
  - Stimmenhören in Form von Rede und Gegenrede
  - Beeinflussungserlebnisse.
- Zu den **SYMPTOMEN ZWEITEN RANGES** gehören:
  - Wahneinfall
  - Halluzinationen
  - Gefühlsverarmung
  - Verstimmung

- Nach **BLEULER** gibt es **GRUNDSYMPTOME** (*die 4 A's*):
  - Störung der **A**ssoziation
  - Störung der **A**ffekte
  - **A**utismus
  - **A**mbivalenz

Zu den **AKZESSORISCHEN SYMPTOMEN** gehören

- Halluzinationen
- Wahn
- Katatoniesyndrome mit Störungen der Motorik und des Antriebs.

➠ Der **WAHN** gehört also zu den **AKZESSORISCHEN SYMPTOMEN** und nicht zu den Grundsymptomen nach Bleuler.

11 Ordnen Sie zu:

1	inhaltliche Denkstörungen	A	Zerfahrenheit
2	Störungen der Wahrnehmung	B	Illusionen
3	formale Denkstörungen	C	Perseverationen
		D	Wahn
		E	Zwang
		F	Halluzinationen

ANTWORT:

☒ ❶ Ⓓ Ⓔ
☒ ❷ Ⓑ Ⓕ
☒ ❸ Ⓐ Ⓒ

- Unter „**WAHRNEHMEN**" versteht man die reine **KENNTNISNAHME** der Umwelt,
- unter **DENKEN** versteht man das **ERFASSEN** (*verarbeiten, beurteilen, überlegen*) von Reizen aus der Umwelt.

❷ **WAHRNEHMUNGSSTÖRUNGEN** können durch einen

- **AUSFALL VON REZEPTOREN**, Nerven oder Gehirnzentren hervorgerufen werden (*Störung auf der Ebene der Sinnesorgane*) oder durch
- ❍ **STÖRUNGEN DER INTERPRETATION** der Sinneseindrücke.

- Die Störungen auf der Ebene der Sinnesorgane lesen Sie am besten in den **Amtsarztfragen NERVENSYSTEM Klinik** nach; es handelt sich z. B. um
  - Blindheit,
  - Taubheit,
  - **POLYNEUROPATHIEN**; auch
  - Veränderungen der Nerven und/oder des Rückenmarks (*Hinterstrangdegeneration bei Lues IV z. B.*) gehören hierzu.

Beim Ausfall bestimmter Zentren im Gehirn entsteht die sog.

➠ **SEELENBLINDHEIT** oder **SEELENTAUBHEIT**.

- Störungen der **INTERPRETATION** von Sinneseindrücken sind
  - **ILLUSIONEN** und
  - **HALLUZINATIONEN**.

- Bei den **ILLUSIONEN** werden Gegenstände **VERKANNT** (*Büsche im Nebel werden z. B. als Personen verkannt - **wie im Gedicht „der Erlkönig“***).

- Bei der **HALLUZINATION** liegt **KEIN REALER WAHRNEHMUNGSGEGENSTAND** vor; eine Halluzination kann ein anderer Mensch nicht bestätigen oder nachvollziehen.

Es gibt

- **AKUSTISCHE HALLUZINATIONEN**

  z. B. Stimmenhören in Form von Rede und Gegenrede, was zu den Symptomen ersten Ranges nach Kurt Schneider gehört;

- **OPTISCHE HALLUZINATIONEN**

  z. B. kleine, bewegte Gegenstände beim Alkoholdelir.

- **GERUCHS- UND GESCHMACKSHALLUZINATIONEN**

  treten z. B. bei einer Aura, vor einem epileptischen Anfall auf;

- **TAKTILE HALLUZINATIONEN**

  lassen den Patienten glauben, daß kleine Tierchen auf der Haut umherkrabbeln.

  Taktile oder **HAPTISCHE HALLUZINATIONEN** kommen gehäuft bei den exogenen Psychosen (*Drogen*) vor.

❶ **INHALTLICHE DENKSTÖRUNGEN** beinhalten Gedanken, die dem „Normalen“ nicht ohne weiters einleuchten. Hierzu gehört der

- ● **WAHN** und der
- ❍ **ZWANG**.

❍ Ein **ZWANGSGEDANKE** ist ein Gedanke, der sich immer wieder aufdrängt, und der den Patienten zu bestimmten Handlungen veranlaßt. Der Patient **WEISS**, daß der Gedanke **UNSINNIG** ist, kann aber nicht dagegen an.

Ein Beispiel wäre der **KONTROLLZWANG**, bei dem die Patienten 100 mal kontrollieren, ob der Gasherd abgestellt ist; es drängt sich ihnen der Gedanke, die Befürchtung auf, daß beispielsweise das Haus abbrennt und Angehörige zu Schaden kommen könnten.

Wenn man einem Zwangsgedanken nicht nachkommt, resultiert ein starkes ANGSTGEFÜHL.

● Ein **WAHN** ist gekennzeichnet durch eine **UNUMSTÖSSLICHE SUBJEKTIVE GEWISSHEIT** mit krankhaftem Ich-Bezug (*letztlich dreht sich das ganze Wahngebilde um den Patienten*), er ist

- **UNKORRIGIERBAR**,
- **NICHT BEWEISBEDÜRFTIG** oder beweisbar und er ist
- **UNVERSTEHBAR**;

  der Inhalt ist, realistisch betrachtet, einfach unmöglich.

FORMALE DENKSTÖRUNGEN sind durch Störungen

- im Gedankenablauf,
- in der Geschwindigkeit und
- in der Logik gekennzeichnet.

Hier steht nicht der veränderte Inhalt der Gedanken im Vordergrund, sondern der **GEDANKENMODUS**: es handelt sich um

- **VERLANGSAMTES DENKEN**: der Gedankenablauf ist nicht so ganz flüssig.
- **GEHEMMTES DENKEN**: der Patient empfindet selbst, daß sein Denken langsamer und schleppender vor sich geht.
- Beim **EINGEENGTEN DENKEN** kreisen die Gedanken immer nur um einzelne, wenige Themen.
- Bei der **GEDANKENSPERRUNG** oder **GEDANKENABREISSEN** kann der Patient einen Gedanken nicht zu Ende denken.
- Beim **WEITSCHWEIFIGEN, UMSTÄNDLICHEN DENKEN** kommt der Patient vom Hundertsten ins Tausendste und weiß nachher nicht mehr, was er eigentlich sagen wollte.
- Bei der **PERSEVERATION** wiederholt der Patient ständig dieselben Gedankengänge; Gedankengänge, die in einer vorigen Situation vielleicht sinnvoll waren, jetzt aber völlig den Bezug verloren haben (*Festkleben am Einfall*).
- Unter **HAFTEN** versteht man die Unfähigkeit, sich auf Neues einzustellen; alte Gedankenmuster werden stereotyp wiederholt; der Patient ist extrem unflexibel.
- Beim **ZERFAHRENEN DENKEN** stehen Gedanken (*Sätze*) unstrukturiert nebeneinander; der Patient spricht zwar, gibt Worte von sich, aber niemand versteht, was er meint.
- Beim **IDEENFLÜCHTIGEN DENKEN** überschlagen sich die Einfälle; der Patient ist überschwenglich (*Manie*!), bringt aber nichts zu seinem logischen Ende.

Ausbildung

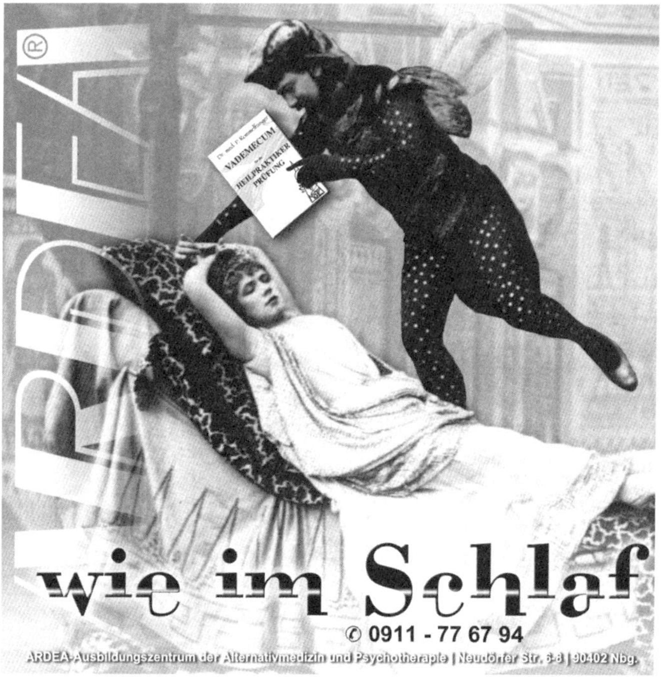

Gar nicht so schwer - fragen Sie nur unsere Schülerinnen und Schüler.

Wie - Sie wohnen zu weit weg?

Na, wenn das kein Grund ist, unseren

NUERNBERGER
TRICHTER

zu besuchen. Zwei Wochen lang Rommelfanger pur - von 10 bis 18 Uhr. Theorie und Praxis direkt von der Quelle.
Gönnen Sie sich die beste Ausbildung die es gibt wenigstens für zwei Wochen Ihres Lebens.
Infos: Tel. 0911-77 67 91 ca. 9.[00] - 13.[00] oder unter http://www.ardea.de rund um die Uhr.

12 Einfachauswahl

Unter Sublimierung versteht man ...

Ⓐ Befriedigung frustrierter Bedürfnisse durch sozial akzeptable Ersatzhandlungen.

Ⓑ Verschiebung von z.B. frustrierten Wutgefühlen auf leichter erreichbare Zielobjekte.

Ⓒ „Wegdiskutieren" von frustrierten Bedürfnissen.

Ⓓ Aufsuchen eines Therapeuten nach dem anderen durch den Patienten, um tiefer gehenden Konfrontationen aus dem Weg zu gehen.

Ⓔ Kompensatorischer Rededrang bei Kontaktstörungen bei schizophrenen Patienten.

ANTWORT:

☒ Lösung Ⓐ

Ⓐ Wenn man's weiß, ist's eigentlich ganz einfach:

☞ Unter einer **SUBLIMIERUNG** versteht man die Projektion des frustrierten Triebanteils auf eine **GESELLSCHAFTLICH ANERKANNTE VERHALTENSWEISE**.

Ach so, Sie konnten mit dem Begriff „frustriertes Bedürfnis" nicht so richtig was anfangen? Persönlich freut mich das ja für Sie.....

Nach Freud wird aus einer **TRIEBREGUNG**, einem Bedürfnis, bei einer Versagung eine

➧ **FRUSTRATION**.

Nachdem wir aber alle nicht neurotisch sind, können wir ein gerüttet Maß an Frustrationen (Triebversagungen) hinnehmen, ohne daß wir uns im Psychiatrie-Lehrbuch wiederfinden.
Wir haben als „Gesunde" eine hohe **FRUSTRATIONSTOLERANZ**. Der frustrierte Trieb oder das Bedürfnis wird einfach vergessen.

Wenn das Ganze jedoch zu viel wird, oder wenn man eh schon mit einem schlechten Nervenkostüm (*organische Schädigungen des Gehirns*) oder schlecht ausgewählten Eltern gesegnet ist, kann man die Frustrationen nicht einfach so abschütteln.
Die Triebenergie ist ständig da, nagt und frisst an der persönlichen Zufriedenheit und es entwickeln sich Symptome, so daß man mit diesen Folgen (scheinbar) besser umgehen kann. Eine der unmittelbaren Folgen ist einfach **AGGRESSIVITÄT**.

Nachdem das aber auch nichts löst, muß man sich was einfallen lassen, um die frustrierte Triebenergie zu binden.

Die eleganteste Form ist die **SUBLIMIERUNG**: wenn man umständehalber das Eine nicht erreichen kann (*z. B. sich als Frau (nicht bewusst!) für die Karriere und nicht für die Familie entschieden hat*), macht man jetzt eine Franchise-Kindergartenkette auf, die toll organisiert ist, wo sich Kinder und Eltern gleichermaßen wohl fühlen und die außerdem noch ausreichend Profit abwirft (*sozial akzeptabel*).

Bei diesem **ERFOLG** wird das zugrunde liegende frustrierte Bedürfnis **AUFGEGEBEN** und unsere Beispielpatientin ist gesund (*und /weil erfolgreich*).

Ⓑ Eine **VERSCHIEBUNG** sucht sich ein anderes, **LEICHTER ERREICHBARES ZIELOBJEKT** – in unseren Fall wäre die berufstätige Patientin ganz verrückt mit den Kindern der Freundin, leidet aber jedes Mal, wenn sie die Kinder wieder an die Freundin „zurückgeben“ muß. Die zugrunde liegende Strebung wird damit nicht aufgeben; die Patientin wird / ist nicht gesund.

Ⓒ Ein anderes Wort für „Wegdiskutieren“ wäre **RATIONALISIEREN**; vielleicht wissen Sie's aus eigener Erfahrung: manche Dinge klingen logisch, gut und „eigentlich“ ganz überzeugend; man fühlt sich aber trotzdem mies, egal, wie oft man sich vorsagt, es wäre ja doch alles in Ordnung. Im Klartext: beim Rationalisieren wird die zugrunde liegende Triebspannung auch nicht aufgegeben.

Ⓓ Wenn man viel Geld hat, kann man mit seinen Neurosen auch mehrere Therapeuten beglücken, indem man zu strategisch günstigen Zeiten wechselt. Diese **FLUCHTTENDENZ** bringt im Hinblick auf Gesundung natürlich auch nicht wirklich was.

Ⓔ Bei schizophrenen Patienten gibt es tatsächlich das Phänomen, daß sie sehr viel reden; man nennt das **LOGORRHOE**. Die Logorrhoe gehört zu den Störungen des Antriebs und der Motorik. Im Falle eines schizophrenen Patienten ist meistens keine sinnvolle Kommunikation möglich; der Patient lässt sich nicht unterbrechen.

PRÜFUNGS-VORBEREITUNG PSYCHOTHERAPIE
DIFFERENTIALDIAGNOSE

Es kommt ein Patient zu Ihnen. In der Hand hält er behutsam eine Tüte. Als Sie nach seinen Beschwerden Fragen. legt er die Tüte sehr behutsam auf Ihren Schreibtisch und beginnt den Inhalt akribisch auszuwickeln. Als er fertig ist, kommt ein halbes Brathähnchen zum Vorschein. Flehentlich wendet sich der Patient zu Ihnen mit der Frage: Glauben Sie, da ist noch was zu machen?"
Jaja, so Tage gibt's. Unser Trost für Sie - so etwas ist ein Witz, der zudem im Original in eine Arztpraxis gehört und in der Realität entsprechend selten anzutreffen. Interessant bleibt aber die Gretchenfrage: Wie gehen **SIE** jetzt weiter vor?
DAS ist es, was den Amtsarzt bei der **mündlichen Prüfung** interessiert. Wie Fit sind Sie für eine eigene Praxis? Kann man Ihnen Patienten anvertrauen und sind Sie in der Lage auch zu erkennen, wo Ihre Grenzen sind?
Keine Angst, was sich schon wieder nach Prüfungsstreß anhört, macht Spaß und ist eine gute Vorbereitung auf Ihre zukünftige Praxistätigkeit.

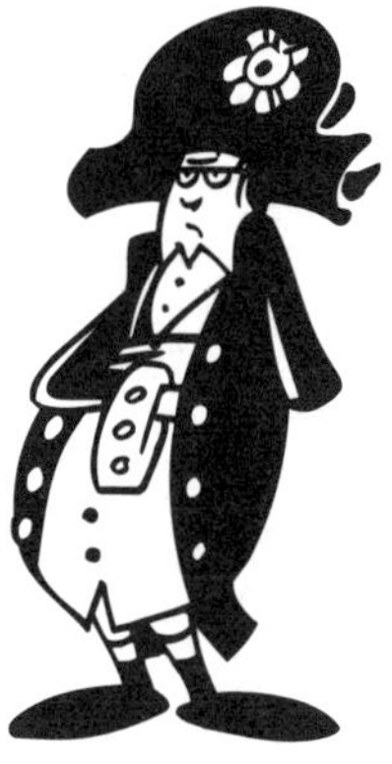

Der Kurs findet zweimal im Jahr statt und zwar jeweils nach der Schriftlichen (*damit das, was Sie hier lernen auch wirklich noch „frisch" ist*).
Den Termin können Sie sich selbst ausrechnen. Die schriftlichen Prüfungen finden am **3. Mittwoch im März** und am **2. Mittwoch im Oktober** statt. Unsere Differentialdiagnose findet meist am darauffolgenden **Montag** statt und zwar von 18 bis 21 Uhr. Den genauen Termin finden Sie entweder im Internet, in unserem Studienführer oder telefonisch von 9 bis 13 Uhr unter 0911-77 67 91.

13 Aussagenkombination

Welche Aussage/n zur Hypnosetherapie ist/sind richtig?

ⓐ Die Hypnosetherapie ist indiziert bei allen Geisteskrankheiten.

ⓑ Die Hypnosetherapie ist indiziert bei Konzentrationsstörungen auf dem Boden einer Arteriosklerose.

ⓒ Die Hypnosetherapie ist indiziert bei allen psychiatrischen Krankheiten und bei allen vegetativ labilen Menschen.

ⓓ Die Hypnosetherapie kann erfolgreich sein bei akuten Angstzuständen.

ⓔ Die Hypnosetherapie kann psychogen bedingtes Asthma positiv beeinflussen.

Ⓐ Alle Aussagen sind richtig.
Ⓑ Nur Aussagen b, d und e sind richtig.
Ⓒ Nur Aussagen b, c und d sind richtig.
Ⓓ Nur Aussagen d und e sind richtig.
Ⓔ Nur Aussagen c und e sind richtig.

ANTWORT:

☒ Lösung Ⓓ

Die **HYPNOSE** gehört zu den **SUGGESTIONSTHERAPIEN**.

Die **AUFMERKSAMKEIT** des Patienten wird in der Hypnose ausschließlich auf den Therapeuten gerichtet; dadurch werden Suggestionen besonders wirkungsvoll.

Während der Hypnose können fast alle **FUNKTIONELLEN BESCHWERDEN** wegsuggeriert werden. Leider hält die Wirkung dieser Suggestionen - je nachdem - nur begrenzte Zeit an.

ⓐ Hypnose ist **KEINESFALLS** indiziert bei allen Geisteskrankheiten. Im Gegenteil: wenn „der Geist", die Psyche ernstzunehmende Schädigungen aufweist, ist die Hypnose kontraindiziert.

Die Hypnose stellt einen Zustand dar, in dem der Patient **UNKRITISCH** ist, und alles, was er vom Therapeuten hört, bzw. vermeint zu verstehen, umsetzt. Stellen Sie sich diese Situation bei einem paranoiden Schizophrenen vor! Für den Paranoiden können Bedeutungsinhalte von Worten wechseln, d. h. der Therapeut hat im eigentlichen Sinn gar keine Kontrolle darüber, was er dem Patienten denn jetzt tatsächlich suggeriert.

ⓑ Die **ARTERIOSKLEROSE** gehört nicht zu den funktionellen Beschwerden.

Bei allen **ORGANISCHEN VERÄNDERUNGEN** des Gehirns (*Alzheimer, alte Traumata, Intoxikationen*) greift die Hypnosetherapie nicht; auch nicht bei leichten Beschwerden.

ⓒ Wie unter ⓐ schon argumentiert, ist die Hypnose kein Allheilmittel bei allen psychiatrischen Krankheiten. Bei den Psychosen (*Schizophrenie, Cyclothymie und den exogenen Psychosen*) hilft die Hypnose **nicht**.

Bei **VEGETATIV LABILEN MENSCHEN**, die z. B. übergenau auf Äußerungen ihres Körpers achten und alle möglichen Krankheiten bei sich entdecken, kann die Hypnose aber sehr wohl segenbringend eingesetzt werden.

ⓓ **AKUTE ANGSTZUSTÄNDE** (*bei denen kein medizinischer Hintergrund zu eruieren ist*), sowie unspezifische, neurotische **UNRUHEZUSTÄNDE** sind sogar die klassische Indikation für die Hypnosetherapie.

Solche Angstzustände werden u. a. dadurch hervorgerufen, daß eine seelisch bedingte **ANGST** einen Anspannungszustand der Muskulatur hervorruft. Diese unbewußten **VERSPANNUNGEN** werden vom vegetativen Nervensystem auch an den Hypothalamus gemeldet, und dieser gibt diese Meldung mit der Interpretation „*Vorsicht, es liegt wohl was Gefährliches in der Luft*" an die übergeordneten Zentren weiter. Dadurch kann sich die körperlich manifestierte und die neurotisch bedingte Angst **HOCHSCHAUKELN**.

Im Endeffekt weiß man gar nicht mehr, wovor man Angst hat; man hat **ANGST VOR DER ANGST**.

Nun sollte der Hypnotherapeut ins Spiel kommen:

Er bringt mittels der Hypnose den Patienten in einen **ENTSPANNTEN ZUSTAND**. In diesem Zustand entspannen sich die Muskeln des Körpers und die Angstneurose schaukelt sich nicht weiter hoch. Die Angst bleibt quasi auf dem „mentalen" Level und kann jetzt bearbeitet werden.

Eine weitere, ganz klassische Indikation sind **SCHLAFSTÖRUNGEN**: man suggeriert hier dem Patienten (*am besten natürlich abends*) Entspannung, wohlig strömende Wärme etc..

Auch hier gilt wieder das Gleiche, was wir bei der Angstneurose gesagt haben: Schlafstörungen werden oft dadurch aufrechterhalten, daß sich der Patient abends ins Bett legt und denkt „Na toll, jetzt werde ich wieder nicht schlafen können". Mit diesem Gedanken schläft natürlich kein Mensch ein und am Morgen sagt sich unser Patient „*ich hab's ja gewußt*".

Hier unterbricht die Hypnose den Teufelskreis, indem sie dem Patienten beweist, daß die Schlaflosigkeit nicht ein Zeichen ewiger Verdammnis ist, sondern daß auch dagegen ein Kraut gewachsen ist.

ⓔ Ein psychogen bedingtes **ASTHMA BRONCHIALE** geht ebenfalls mit **ANGST** einher; man könnte sogar sagen, daß der Asthmaanfall einer körperlichen Manifestation eines Angstanfalls entspricht.

Wenn Sie es schaffen, Ihren, meist sowieso schwer verspannten Asthmapatienten in einen Entspannungszustand zu bringen, baut sich mit jedem Entspannungszustand ein bißchen von der Grundangst ab und man schafft es vielleicht, daß die Anfälle weniger schwer und seltener werden.

➠ Hypnotherapeutische Sitzungen können also Angstpatienten offener und zugänglicher für weitere Therapieformen machen.

MICH INTERESSIERT HIER NUR DER KOPF ...

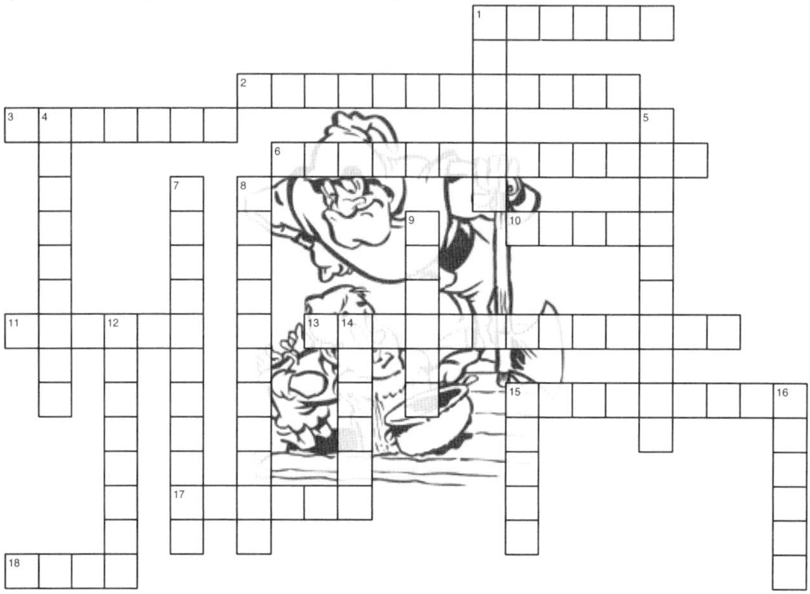

Waagerecht

1. Ein Fehler, dan man nur einmal macht (wenn gründlich)
2. Herr Korsakow nahm sich seiner an ...
3. Vater der vier A's
6. Eine Fata Morgana könnte auch eine ... sein
10. Sie sind so was von "unlustig", tun es aber trotzdem. Das ist ...
11. Die Cyclothymie verläuft in ...
13. Das sollten Sie auf dem FF können
15. Körperlich begründbare Psychose
17. Schwere Komplikation in der Psychotherapie
18. Akzessorisches Symptom

Senkrecht

1. Herr Mitterauer hat ihn ernst genommen
4. Wie nennt man einen Sprechdurchfall?
5. Wichtiger Hinweis bei der Depression
7. Wenn Mutti gar zu lieb war, neigt Ihr Patient leicht zu einer ...
8. endogene Psychose
9. Sie sollten das wirklich ernst nehmen
12. Die Schizophrenie dagegen in ...
14. Das Thema sollten Sie ansprechen können
15. Wie heißt Ihr Talisman zur Prüfung
16. Hat sich Gedanken über den Suicid gemacht

LÖSUNG SEITE 154

14 Welche Erkrankungen fallen unter den Begriff „endogene Psychosen" ?

Was ist die gefürchtetste Komplikation?

ANTWORT:

☒ Die Schizophrenie und die Cyclothymie;

☒ die gefürchtetste Komplikation ist der Suicid.

- Etwas „**ENDOGENES**“ kommt „*von innen*“ heraus,
- etwas „**EXOGENES**“ wird von außen zugeführt/zugefügt.

Soweit, so gut.

ENDOGENE PSYCHOSEN sind Psychosen, die „*von innen*“ heraus kommen; es handelt sich um **STOFFWECHSELVERÄNDERUNGEN** in der Gehirnsubstanz.

Bei den endogenen Psychosen sind oft veränderte Konzentrationen von **NEUROTRANSMITTERN** im Gehirn nachweisbar.

Diese Stoffwechselstörungen können sich klinisch auf 2 Arten manifestieren ...

zum einen resultiert daraus die

- **SCHIZOPHRENIE**

  Sie geht mit einem Zuviel an Dopamin im limbischen und im extrapyramidalen System einher.

Die zweite klinische Manifestation ist die

- **CYCLOTHYMIE** mit den beiden Spielarten
  - Manie und
  - endogener Depression

    Bei der endogenen Depression handelt es sich um eine Verminderung von Serotonin im Gehirn.

Noch mal zum wiederholen:

- Die **SCHIZOPHRENIE** ist nach K. Schneider durch
    - ⊙ Symptome ersten Ranges und
    - ❍ Symptome zweiten Ranges gekennzeichnet.

⊙ Zu den **SYMPTOMEN ERSTEN RANGES** gehören:

- ⊙ Ich-Störungen,
- ⊙ Gedankeneingebung, Gedankenlautwerden
- ⊙ Wahnwahrnehmung
- ⊙ Stimmenhören in Form von Rede und Gegenrede
- ⊙ Beeinflussungserlebnisse.

❍ Zu den **SYMPTOMEN ZWEITEN RANGES** gehören:

- ❍ Wahneinfall
- ❍ Halluzinationen
- ❍ Gefühlsverarmung
- ❍ Verstimmung.

Bei der Schizophrenie gibt es aber auch die Symptome nach **BLEULER**:

➠ Die **GRUNDSYMPTOME** sind die 4 A's:

- Störung der **A**ssoziation
- Störung der **A**ffekte
- **A**utismus
- **A**mbivalenz.

Die Grundsymptome sind vornehmlich bei den schizophrenen Residualzuständen nachweisbar.

➠ Zu den **AKZESSORISCHEN SYMPTOMEN** nach Bleuler gehören:

- Halluzinationen
- Wahn
- Katatonie mit Störungen der Motorik und des Antriebs.

❍ Die **CYCLOTHYMIE** macht sich in einem **PHASENHAFTEN VERSTIMMTSEIN** bemerkbar:

- das Hoch heißt ➠ **MANIE**,
- das Tief heißt ➠ **MELANCHOLIE** oder **ENDOGENE DEPRESSION**.

Die endogene Depression ist differentialdiagnostisch gekennzeichnet durch

➠ das **MORGENTIEF**.

Bei endogenen Psychosen ist die Persönlichkeitsstruktur des Patienten einem Außenstehenden sehr fremd und die Gedanken und Gefühle nicht oder nur schwer nachvollziehbar.

Deshalb ist es bei Psychosen nicht abzuschätzen, wie weit eine **SUICIDGEFAHR** besteht. Bei Psychosen gibt es mitunter einbruchsartige Stimmungsschwankungen (*sog. Raptus*) und der Patient kann sich in seiner depressiven Verzweiflung, die ihn plötzlich überfällt, ohne weitere Ankündigung umbringen.

Die schlimmste **KOMPLIKATION** bei allen psychiatrischen Erkrankungen ist deshalb der **SUICID**.

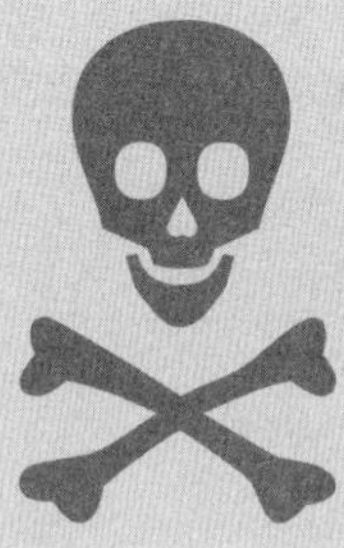

15 Was muß bei der Diagnose „Herzphobie" ausgeschlossen sein?

ANTWORT:

☒ Ein organischer Herzbefund.

Die **DIAGNOSE** einer psychosomatischen Erkrankung können Sie erst stellen, wenn auch wirklich **ALLE** medizinischen Untersuchungen abgeschlossen sind und **KEIN** anderweitiger **PATHOLOGISCHER BEFUND** erhoben werden konnte.

Eine solche Diagnose ist also immer eine **AUSSCHLUSSDIAGNOSE**, d. h. es gibt keinen **POSITIVEN** Hinweis auf eine psychosomatische Erkrankung.

Verlangen Sie bei allen Ihren Patienten immer eine **AKTUELLE UNTERSUCHUNG**, ein aktuelles EKG, Ultraschall o. ä.!

Der **HERZPHOBIKER** ist ein Mensch, der befürchtet, am Herzinfarkt zu versterben.

Der Hintergrund ist ein **UNGELÖSTER TRENNUNGSKONFLIKT** mit der Bezugsperson (*gerne die Mutter*), wobei ausgeprägte **AMBIVALENZEN** bestehen. Einerseits möchte der Patient selbständig werden/sein, andererseits traut er sich nicht, Mutters Schürzenbändel loszulassen.

Bei einer Trennungskonstellation treten starke **HERZSCHMERZEN** auf, die mit dem Gefühl, ohnmächtig zu werden, einhergehen.

Im Gegensatz zu einem Angina pectoris-Anfall dauern die Schmerzen aber bis zu **MEHREREN STUNDEN**, wobei die Patienten oft laut um Hilfe rufen. Die Schmerzen werden in typischer Weise besser, wenn ein **ARZT** oder irgendeine Person, die einen kompetenten Eindruck macht, auf der Bildfläche erscheint.

Da es aber Menschen geben kann, die auch schon in jungen Jahren organische Herzprobleme haben können **plus** eine „nette Mammi", können Sie aber immer erst nach einer ausführlichen medizinischen Diagnostik halbwegs sicher sein.

Die Herzphobie-Patienten haben **KEIN** erhöhtes Herzinfarktrisiko.

16 Aussagenkombination

Welche Aussage/n ist/sind richtig?

Bei einer Manie treten folgende Denkstörungen auf:

ⓐ Größenwahn

ⓑ Illusion

ⓒ Ideenflucht

ⓓ Gedankenabreißen

ⓔ Denkzerfahrenheit

Ⓐ Alle Aussagen sind richtig.
Ⓑ Nur Aussagen a, b, c und e sind richtig.
Ⓒ Nur Aussagen a und c sind richtig.
Ⓓ Nur Aussagen d und e sind richtig.
Ⓔ Nur Aussagen a, b und c sind richtig.

ANTWORT:

☒ Lösung ©

Na, reingefallen?

Bei den **DENKSTÖRUNGEN** unterscheidet man in

- **FORMALE DENKSTÖRUNGEN** und
- **INHALTLICHE DENKSTÖRUNGEN**.

- Zu den **FORMALEN DENKSTÖRUNGEN** gehören Störungen des **GEDANKENABLAUFS**, der **LOGIK** und der **GESCHWINDIGKEIT**:
  - verlangsamtes Denken,
  - eingeengtes Denken (*das Denken ist auf wenige Themen beschränkt*),
  - umständliches, weitschweifiges Denken,
  - Gedankensperrung (*plötzliche Unterbrechung eines vorher flüssigen Gedankengangs, nicht nachvollziehbar*)
  - Gedankenabreißen (*Verlust des roten Fadens beim Denken*),
  - zerfahrenes Denken (*Störung der Logik, nicht nachvollziehbar*),
  - **IDEENFLUCHT** (*vom Hundertsten ins Tausendste, nachvollziehbar*).

- Zu den **INHALTLICHEN DENKSTÖRUNGEN** gehören:
  - Wahn und
  - Zwang.

Außer den Denkstörungen gibt es aber noch die **WAHRNEHMUNGSSTÖRUNGEN**:

- ➠ **HALLUZINATIONEN** und
- ➠ **ILLUSIONEN**.

Nun zur Frage und zur Manie...

📖 **siehe Frage # 6**

ⓐ Der **GRÖSSENWAHN** ist eine **INHALTLICHE DENKSTÖRUNG** und kann bei der Manie auftreten.
Besonders die Wahn-Vorformen (*Größenideen*) sind bei der Manie im Prinzip immer vorhanden.

ⓑ Die **ILLUSION** ist eine **WAHRNEHMUNGSSTÖRUNG**; sie kann bei jedem auftreten - also auch bei Manikern ... ***allerdings war in der Frage die Rede von DENK-störungen***.

ⓒ **IDEENFLÜCHTIGES DENKEN** gehört auch zur Manie; es handelt sich um eine **FORMALE DENKSTÖRUNG**.

ⓓ **GEDANKENABREISSEN** kommt bei der **SCHIZOPHRENIE** vor; es handelt sich um eine **FORMALE DENKSTÖRUNG**. Die Patienten bemerken die Veränderung des Denkens; sie empfinden sie eventuell als von außen induziert.

ⓔ **DENKZERFAHRENHEIT** gehört auch zu den **FORMALEN DENKSTÖRUNGEN** und zur **SCHIZOPHRENIE**. Das zerfahrene Denken besteht aus einzelnen Sätzen oder Satzabschnitten, die überhaupt keinen Zusammenhang mehr untereinander aufweisen können - dem Patienten sagt der Wort- und Gedankensalat aber etwas.

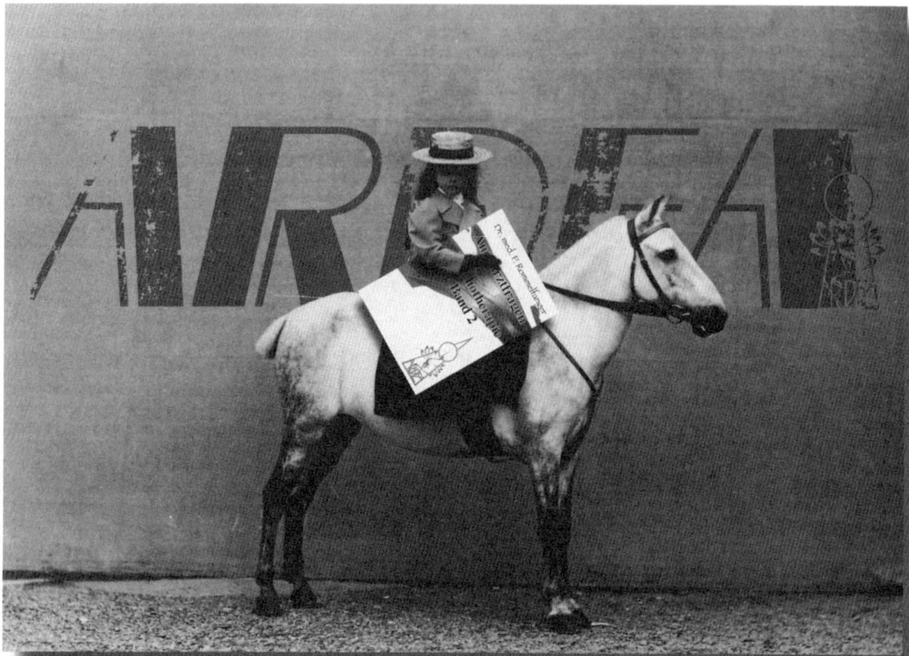

*Ich lerne mit ARDEA,
weil auch kleine Leute große Ziele
haben können!*

17 Aussagenkombination

Welche Aussage/n zum Wahn bei schizophrenen Erkrankungen ist/sind richtig?

ⓐ Besonders häufige Wahnthemen sind Verfolgung, Beeinträchtigung und Vergiftung.

ⓑ Beim Wahneinfall gewinnen zufällige Wahrnehmungen einen abnormen Bedeutungscharakter.

ⓒ Der schizophrene Wahn gehört zu den formalen Denkstörungen.

ⓓ Ein schizophrener Wahn tritt oft zusammen mit Halluzinationen auf.

ⓔ Ein schizophrener Wahn führt immer zu Orientierungsstörungen.

Ⓐ Alle Aussagen sind richtig.

Ⓑ Nur Aussagen a und d sind richtig.

Ⓒ Nur Aussagen a, b, d und e sind richtig.

Ⓓ Nur Aussagen b und e sind richtig.

Ⓔ Nur Aussagen b, c und e sind richtig.

ANTWORT:

☒ Lösung Ⓑ

ⓒ Ein **WAHN** gehört zu den **INHALTLICHEN DENKSTÖRUNGEN**, ebenso wie der **ZWANG**.

📖 **siehe Frage # 16**

Ein **WAHN** ist gekennzeichnet durch eine

- subjektive Gewißheit, und ist damit
  - **UNKORRIGIERBAR** und
  - **NICHT BEWEISBEDÜRFTIG**.

Ein Wahn hat immer einen

- krankhaften **ICH-BEZUG**; er ist
- **UNVERSTEHBAR** und der
- **INHALT** ist **UNMÖGLICH**.

Man unterscheidet verschiedene **WAHNTHEMEN**:

1. Der **BEZIEHUNGSWAHN**.

Bei diesem Wahn ist der Patient der Meinung, daß alles, was passiert, nur seinetwegen geschieht. Der Patient sieht hinter alltäglichem Geschehen eine verborgene Mitteilung für ihn persönlich.

Wenn der sensitive Beziehungswahn ohne weitere Symptome vorkommt, spricht man von einer **PARANOIA**. Allerdings ist dieser Wahntypus bei einer **SCHIZOPHRENIE** ebenfalls häufig, er geht dann mit den schizophrenietypischen Denkstörungen einher.

ⓐ 2. Der **BEEINTRÄCHTIGUNGSWAHN**.

Hier meint der Patient, alle Welt will ihn fertigmachen, umbringen oder Schlimmeres.
Der Beeinträchtigungswahn ist quasi eine Sonderform des Beziehungswahns; normale Dinge geschehen seinetwegen, um ihm zu schaden.

Sonderformen des Beeinträchtigungswahns sind: der

- **VERFOLGUNGSWAHN** (*der Patient meint, er sei von übelmeinenden Personen umgeben, jedermann schmiede einen Komplott gegen ihn*) und
- der **VERGIFTUNGSWAHN**. Hier meint der Patient, das Essen, die Getränke, die Luft seien vergiftet.

Auch der Beeinträchtigungswahn ist bei der **SCHIZOPHRENIE** häufig.

3. Der **EIFERSUCHTSWAHN**.

Die Patienten sind grundlos eifersüchtig auf ihre Ehepartner und sehen z. B. einen Beweis der Untreue darin, daß schon wieder ein Auto einer bestimmten Marke am Haus vorbeigefahren ist, oder daß der Ehepartner so verdächtig langsam von der Arbeit nach Hause gekommen ist.

*Ganz typisch ist der Eifersuchtswahn beim **ALKOHOLISMUS**, wenn die Libido zwar noch vorhanden ist, die Potenz jedoch durch die Leberschädigung verloren gegangen ist.*

4 Der **LIEBESWAHN** oder erotische Beziehungswahn.

Hier sind hauptsächlich Frauen betroffen. Die Patientinnen „*wissen*“ daß ihr „*Auserwählter*“ sie liebt, diese Liebe aber nur nicht zugeben kann. Diese Patientinnen können haarsträubende Unwahrheiten erzählen, daß der Mann sie belästigen, bzw. vergewaltigen wollte.

5 **HYPOCHONDRISCHER WAHN**.

Die Patienten erfreuen sich zwar körperlich bester Gesundheit, sind aber vollständig davon überzeugt, daß sie Krebs oder AIDS haben.

Der hypochondrische Wahn ist typisch bei **ENDOGENEN DEPRESSIONEN**.

6 Der **GRÖSSENWAHN**.

Wie der Name schon sagt, der Patient ist der Größte. Und nicht nur das; er ist unermeßlich reich, von vornehmer Herkunft oder zumindest von Gott berufen oder ein genialer Erfinder.

Wenn man Glück hat, wird man von einem solchen Patienten zum Würden- oder Geheimnisträger gemacht und darf so mithelfen, das Böse in der Welt zu bekämpfen.

Der Größenwahn gehört zur **SCHIZOPHRENIE**.

7 Der **KLEINHEITSWAHN**.

Er ist das Gegenteil vom Größenwahn. Die Patienten fühlen sich so klein und unbedeutend, daß es sie eigentlich schon gar nicht mehr gibt. Sie existieren gar nicht mehr richtig, alles ist nur noch Schein.

Ein solcher Patient ist hochgradig suicidgefährdet!

Der Kleinheitswahn gehört zu den **ENDOGENEN DEPRESSIONEN**.

8 Der **SCHULDWAHN**.

Der Patient fühlt sich an Allem und Jedem Schuld. Er hat das Unheil in der Welt zu verantworten. Die Schuld „begründet“ sich meist darin, daß der Patient so abgrundtief schlecht sei.

Der Schuldwahn gehört ebenfalls zur **ENDOGENEN DEPRESSION**.

⊜ Der **VERARMUNGSWAHN**.

Der Patient ist der Überzeugung, in absehbarer Zeit an Hunger sterben zu müssen, da er kein Geld mehr habe. Er meint, keine Rechnungen mehr bezahlen zu können oder auch ganz einfach einkaufen gehen zu können, obwohl er, objektiv überprüft, genug Geld hat.

Der Verarmungswahn kommt vor bei der **ENDOGENEN DEPRESSION** und z. B. bei der **ARTERIOSKLEROSE**.

ⓓ Bei der **SCHIZOPHRENIE** tritt häufig Wahn auf.

- Die Wahn-**WAHRNEHMUNG** gehört zu den Symptomen ersten Ranges nach **KURT SCHNEIDER**;
- der Wahn-**EINFALL** gehört zu den Symptomen zweiten Ranges.

❍ Nach **BLEULER** gehört der Wahn zu den **AKZESSORISCHEN SYMPTOMEN**.

Da bei der Schizophrenie häufig auch **HALLUZINATIONEN** auftreten, ist die Aussage ⓓ korrekt.

● Nach **KURT SCHNEIDER** gehören **STIMMEN IN FORM VON REDE UND GEGENREDE**, also spezifische akustische Halluzinationen, zu den Symptomen ersten Ranges, die „restlichen" Halluzinationen zu den Symptomen zweiten Ranges.

❍ Nach **BLEULER** gehören Halluzinationen zu den **AKZESSORISCHEN SYMPTOMEN**.

ⓑ Ein **WAHNEINFALL**, oder auch **WAHNIDEE, WAHNGEDANKE** entsteht **ohne vorausgehende Sinneseindrücke**.

Ein Schizophrener bekommt plötzlich die Idee, er wird vom FBI oder von der Polizei verfolgt; es muß vorher keine (vermeintliche) Situation oder Bedrohung vorausgehen.

Wenn **REALE WAHRNEHMUNGEN** einer **WAHNHAFTEN INTERPRETATION** unterzogen werden, spricht man von einer **WAHNWAHRNEHMUNG**.
Der Patient sieht z. B. auf die Uhr und interpretiert aus der angezeigten Uhrzeit, daß irgendwas passiert.

ⓔ Die **DESORIENTIERTHEIT** gehört zu den **HIRNORGANISCHEN STÖRUNGEN**, zu den

- **EXOGENEN PSYCHOSEN**.

Ein Patient mit einem Wahnsystem ist in der Regel außerhalb seines Wahns gut orientiert.

18 Einfachauswahl

Bei einem Alkoholkranken treten plötzliche, akustische Halluzinationen in Form von Stimmen auf, die den Patienten im Chor beschimpfen und ihm Vergeltung androhen.

Welche Aussage ist richtig?

Am wahrscheinlichsten handelt es sich um ...

Ⓐ eine zusätzliche Schizophrenie

Ⓑ ein beginnendes Delir

Ⓒ einen pathologischen Rauschzustand

Ⓓ eine Alkoholhalluzinose

Ⓔ einen komplizierten Rausch

ANTWORT:

☒ Lösung Ⓓ

Ⓐ Die charakteristischen akustischen **HALLUZINATIONEN** bei der **SCHIZOPHRENIE** (*gemäß den Symptomen ersten Ranges nach Kurt Schneider*) treten in Form von **REDE UND GEGENREDE** auf. Das bedeutet, der Patient hört Stimmen, die sich „hinter seinem Rücken" **ÜBER IHN UNTERHALTEN**. Die Stimmen kommentieren und/oder beschreiben entweder sein Tun oder sein Handeln, wie: „*jetzt geht er zum Waschbecken*", „*er denkt an das Schlechte in der Welt*" oder sie reden allgemein Schlechtes über ihn.

☞ Differentialdiagnostisch wichtig ist, daß die Stimmen nicht **mit**, sondern **über** ihn reden.

Beim Patienten aus der Frage reden die Stimmen **MIT** ihm ...

➧ also ist es **KEINE SCHIZOPHRENIE**.

Ⓑ Stimmen, die im Chor den Patienten beschimpfen, können ein **ALKOHOLDELIR** einleiten.

Weitere Zeichen für ein beginnendes Alkoholdelir sind:

- unbestimmte Angst,
- Schwindel,
- Unruhe,
- visuelle stabile Halluzinationen,
- halluzinatorische Mißempfindungen.

Die Patienten im Prädelir wissen allerdings, daß es sich um Halluzinationen - man spricht von **PSEUDOHALLUZINATIONEN** - handelt (*und wissen auch meistens, daß sich - wieder - ein Delir ankündigt*).

Je weiter der Patient ins eigentliche Delir abgleitet, desto stärker ist er von der Realität seiner Halluzinationen überzeugt.

*Nachdem hier ja von Halluzinationen und nicht von **Pseudo**-halluzinationen die Rede war, sehen wir mal weiter ...*

© Unter einem **PATHOLOGISCHEN RAUSCH** versteht man einen Zustand, der durch eine ganz geringe Menge an Alkohol (*1 Glas Wein z. B.*) ausgelöst werden kann.

Pathophysiologisch handelt es sich um einen **DÄMMERZUSTAND** mit **VERKENNUNG DER SITUATION**, der mit

- Illusionen,
- Halluzinationen und
- besonders ausgeprägten emotionalen Zuständen einhergeht.

Klinisch kann sich das

- in einer **ÄNGSTLICH-GEREIZTEN STIMMUNG** niederschlagen und es kann zu einem erregten Wortwechsel kommen. In den „Genuß" dieser Verstimmung kommen dann auch Unbeteiligte (*Freunde z. B., gegen die auch keine unterschwelligen, neurotischen Aggressionen vorliegen*).

- Eine weitere Möglichkeit ist, daß der Patient einfach dort, wo er gerade sitzt, in einen sehr tiefen **SCHLAF** fällt und nachher eine **AMNESIE** aufweist.

- Oder, als 3. Möglichkeit, kann es in Extremfällen vorkommen, daß der Patient **SCHEINBAR BESONNEN** handelt, und z. B. ganz ruhig eine Pistole holt, anlegt und irgend jemanden erschießt.

In dem Zustand des pathologischen Rausches können also Handlungen ausgeführt werden, die überhaupt nicht typisch sind für das Denken und Handeln des Patienten (= *„persönlichkeitsfremde Handlungen"*).

§§ Forensisch ist der Patient in diesem Zustand **UNZURECHNUNGSFÄHIG**.

Ⓓ Eine **ALKOHOLHALLUZINOSE** bezeichnet man auch als den **ALKOHOL-WAHN**.

Der Patient hört Stimmen (*akustische Halluzinationen*), die ihn beschimpfen, ihm seine Sünden vorhalten etc. Oft sind diese Stimmen in 2 Parteien gespalten; die eine will ihn retten, die andere verdammt ihn.

Differentialdiagnostisch wichtig:

➠ beide Parteien reden **ZU IHM**.

Diese akustischen Halluzinationen wiederholen oft **PULSSYNCHRON** immer dasselbe.

- ➠ Zusätzlich kann es bei der Alkoholhalluzinose zu einem **WAHN** kommen.
- ➠ Die auftretenden **WAHNIDEEN** sind meist ein **VERFOLGUNGSWAHN**. Das Wahnsystem ist aber ziemlich durchsichtig und plump; es treten hier sehr viele Unwahrscheinlichkeiten auf.
- ➠ Das Benehmen ist in aller Regel unauffällig; wenn man davon absieht, daß die Patienten die Tür verbarrikadieren, um den „Verfolgern" den Weg zu versperren.
- ➠ Der Hauptaffekt ist **ANGST**, aber eine Angst, die passiv und ergeben getragen wird.
- ➠ Normalerweise treten bei der Alkoholhalluzinose **KEINE ORIENTIERUNGSSTÖRUNGEN** auf. Eine Alkoholhalluzinose kann z. B. bei langjährigem Abusus nach einem Alkoholexzess auftreten

Sie heilt unter **ABSTINENZ** wieder aus ...
kann aber auch chronifizieren.

Ⓔ Beim **KOMPLIZIERTEN RAUSCH** sind die üblichen Zeichen des Rausches stärker ausgeprägt:

- die Erregung,
- die Bewußtseinsstörung,
- die Enthemmung,
- die Denkstörungen.

Ein komplizierter Rausch kann auftreten bei

- Hirngeschädigten (*z. B. nach einem Hirntrauma*) bei
- abnormen Persönlichkeiten und z. B. bei
- Schwachsinnigen.

☞ Handlungen, die während eines komplizierten Rausches begangen werden, sind **ÜBERTRIEBEN**, aber nicht **PERSÖNLICHKEITSFREMD**; sie sind nachvollziehbar.

19 Beschreiben Sie die Herzneurose!

ANTWORT:

☒ Die Herzneurose geht mit anfallsweisen Angstzuständen einher. Hauptsächlich sind jüngere Männer betroffen; die Patienten befürchten, ihr Herz würde stehenbleiben.

Die **HERZNEUROSE** gehört zu den klassischen **PSYCHOSOMATISCHEN ERKRANKUNGEN**.

Die muskuläre Herzfunktion ist normal; die Patienten erleiden trotzdem Angstattacken, bei denen sie überzeugt sind, sie müßten jetzt aufgrund eines **HERZVERSAGENS** versterben.

Diese Angstzustände gehen mit

- Übelkeit,
- Schwindel,
- Dyspnoe,
- Schweißausbruch und
- einem Gefühl einher, als stellte sich gleich eine Ohnmacht ein.

Die Patienten haben

- Todesangst,
- laufen umher und
- rufen laut um Hilfe.

Der Anfall klingt ab, wenn **HILFE IN SICHT** ist.

Wenn Sie sich jetzt noch vorstellen, daß so ein Anfall bis zu **2 STUNDEN** dauern kann, dann können Sie nachvollziehen, daß der Patient ab dem ersten Anfall in permanenter Angst lebt, so was könnte sich wiederholen.

Die Patienten trauen sich manchmal nicht einmal mehr, aus dem Haus zu gehen.

Pathophysiologisch steht hier eine **VERLASSENHEITSANGST** im Hintergrund es liegt eine **AMBIVALENTE MUTTERBINDUNG** vor.

Die Differentialdiagnose ist natürlich immer ein Herzinfarkt; vor die Diagnose „Herzneurose" haben die Götter ein ***AKTUELLES*** *(!) EKG gesetzt.*

20 Einfachauswahl

Welche Aussage ist richtig?

Besonders charakteristisch für eine Schizophrenie ist:

Ⓐ Größenwahn

Ⓑ Verarmungs- und Versündigungswahn

Ⓒ Hören von Stimmen in Form von Rede und Gegenrede

Ⓓ Optische Halluzinationen in Form von kleinen, bewegten Gegenständen

Ⓔ Hautmißempfindungen, verbunden mit der Vorstellung, daß unter der Haut Insekten krabbeln.

ANTWORT:

☒ Lösung ©

Es hilft nichts, Sie müssen alle Symptome, die hinweisend auf ***SCHIZOPHRENIE*** *sind, auswendig runterbeten können.*

Noch mal:

- Die Symptome nach **KURT SCHNEIDER** sind:

SYMPTOME ERSTEN RANGES:

- Ichstörungen,
- Gedankeneingebung, Gedankenlautwerden
- Wahnwahrnehmung
- © **STIMMENHÖREN IN FORM VON REDE UND GEGENREDE**
- Beeinflussungserlebnisse

SYMPTOME ZWEITEN RANGES nach Kurt Schneider:

- Wahneinfall
- Halluzinationen
- Gefühlsverarmung
- Verstimmung

○ **GRUNDSYMPTOME** nach **BLEULER** sind die 4 A's:

- ○ Störungen der **A**ssoziation
- ○ Störung der **A**ffekte
- ○ **A**utismus
- ○ **A**mbivalenz

☞ Die Grundsymptome sind besonders bei schizophrenen **RESIDUALZUSTÄNDEN** und bei der Schizophrenia simplex nachweisbar.

⊙ Die **AKZESSORISCHEN SYMPTOME** nach Bleuler sind:

- ⊙ Halluzinationen
- ⊙ Wahn
- ⊙ Katatonie mit Störung der Motorik und des Antriebs.

Ⓐ **GRÖSSENWAHN** tritt auf bei

- exogenen Psychosen, bei
- Dämmerzuständen, bei
- Stirnhirnerkrankungen oder bei
- der progressiven Paralyse.

Bei der Schizophrenie **KANN** der Größenwahn **AUCH** auftreten - ist aber **NICHT CHARAKTERISTISCH** für diese Erkrankung.

Ⓑ Der **VERARMUNGS- UND VERSÜNDIGUNGSWAHN** ist typisch bei einer **ENDOGENEN DEPRESSION**.

- Beim **VERARMUNGSWAHN** ist der Patient überzeugt, er könne keine Rechnungen mehr bezahlen;
- beim **VERSÜNDIGUNGSWAHN** werden kleinste „Vergehen“, die er sich tatsächlich geleistet hat, aufgebauscht. Für diese schlimmen Taten kommt der Patient, seine Angehörigen und die ganze Welt in die unterste Hölle.

SUICIDGEFAHR!

Ⓓ **KLEINE**, bewegte, oft durchsichtige **GEGENSTÄNDE** (*z. B. weiße Mäuse*) werden halluziniert bei einem

➠ **ALKOHOLDELIR**.

Der Patient sieht oft eine ganze Zirkusparade vorbeiziehen und schaut vom Bett aus dem Schauspiel relativ unbeteiligt zu.

Ⓔ **MISSEMPFINDUNGEN AUF DER HAUT** nennt man

- **TAKTILE HALLUZINATIONEN** oder
- **COENÄSTHESIEN**.

Die Patienten „fühlen“, wie Käfer oder Würmer auf der Haut krabbeln, manchmal fühlen die Patienten auch Stiche, spüren einen Luftzug auf der Haut (*der nicht vorhanden ist*) oder fühlen sich festgehalten.

Solche Mißempfindungen treten auf bei **ORGANISCHEN PSYCHOSEN** oder bei **TOXISCHEN DELIRIEN** (*Kokain!*).

21 Aussagenkombination

Zu Ihnen kommt eine 34-jährige Patientin mit einer ganzen Anzahl vegetativer Beschwerden (Zittern, Schlafstörungen, Schwitzen, Herzklopfen, Parästhesien). Ihr Ehemann begleitet sie und versichert ihr, daß er auf sie wartet und sie nachher wieder nach Hause begleitet.

Die Untersuchung ergibt lediglich eine leichte Erhöhung des Blutdrucks (145/85), ansonsten kein weiterer pathologischer Befund.

Die mitgebrachten Laboruntersuchungen und das EKG weisen ebenfalls keinen pathologischen Befund auf.

Die Patientin möchte jetzt von Ihnen ein Beruhigungsmittel, da sie ständig aufgeregt sei und befürchte, es passiere ihr etwas: wenn sie aus dem Haus gehe, könne sie überfahren werden oder ohnmächtig auf der Straße zusammenbrechen.

Zuhause geht es ihr gut; sie geht nur noch in Begleitung ihres Mannes aus dem Haus.

Welche Aussage/n ist/sind richtig?

Psychodynamisch liegt folgendes vor:

ⓐ Es handelt sich für die Patientin um einen sekundären Krankheitsgewinn, da ihr Mann ständig auf sie Rücksicht nehmen muß.

ⓑ Die Patientin hat eine Möglichkeit gefunden, sich mit ihren psychologisch bedingten Problemen zu arrangieren, ohne diese Probleme konfrontieren zu müssen.

ⓒ Es liegt ein Zwangssymptom vor, das sich wohl in erster Linie gegen den Partner richtet.

ⓓ Es liegt ein primärer Krankheitsgewinn vor.

ⓔ Es liegt eine psychosoziale Abwehr vor.

Ⓐ Alle Aussagen sind richtig.

Ⓑ Nur Aussagen a, b und d sind richtig.

Ⓒ Nur Aussagen b, d und e sind richtig.

Ⓓ Nur Aussagen a, c, d und e sind richtig.

Ⓔ Nur Aussagen c und e sind richtig.

ANTWORT:

☒ Lösung Ⓑ

Eine **NEUROTISCHE ENTWICKLUNG** stellt für den betroffenen Patienten einen **LÖSUNGS-VERSUCH** aus seinem psychologischen Dilemma dar.

Wenn sich psychische Probleme nicht mehr auf einfache Art lösen lassen, wird der Körper mit einbezogen und es können sich **BEFINDLICHKEITSSTÖRUNGEN** entwickeln.

ⓓ Von einem **PRIMÄREN KRANKHEITSGEWINN** spricht man, wenn es durch die Krankheitssymptome zu einer **PSYCHISCHEN ENTLASTUNG** kommt; wenn also der Patient sich zwar

körperlich krank fühlt, aber

psychisch fühlt er sich fit.

ⓑ Der Patient braucht sich nicht mehr um seine psychischen Probleme zu kümmern ...

☞ er ist ja jetzt **KRANK** und kümmert sich statt dessen um seine **KÖRPERLICHEN PROBLEME**.

ⓐ Von einem **SEKUNDÄREN KRANKHEITSGEWINN** spricht man, wenn aus einer (*psychosomatischen*) Erkrankung **POSITIVE SOZIALE FOLGEN** erwachsen: der Patient wird bemitleidet, man kümmert sich mehr um ihn, man mutet ihm nicht mehr so viel Arbeit zu etc.
(*Körperliche*) Krankheitssymptome können durch den sekundären Krankheitsgewinn **VERSTÄRKT** werden; der Patient „*braucht seine Erkrankung*" und kann/möchte nicht geheilt werden.

ⓒ Von einem **ZWANG** spricht man, wenn sich Gedanken und/oder Handlungsimpulse immer wieder **AUFDRÄNGEN**, obwohl man sie loshaben möchte.

Ein leichtes Zwangssymptom kennen auch Sie sicherlich: ein Ohrwurm. Wenn Sie in der Frühe ein bestimmtes Lied im Radio gehört haben, geht es Ihnen oft den ganzen Tag im Kopf rum, auch wenn Sie gar nicht daran denken möchten.

Zwangssymptome können **NICHT UNTERDRÜCKT** werden; wenn man Zwangshandlungen nicht ausführt, stellt sich unerträgliche **ANGST** ein.

☞ *In unserem Beispiel treten keine Gedanken auf, die sich von alleine einstellen und nicht unterdrücken lassen; es liegt kein Zwang vor.*

ⓔ Unter einer **PSYCHOSOZIALEN ABWEHR** versteht man die „nette“ Eigenschaft von Neurotikern, Außenstehende zur Entlastung intrapsychischer Konflikte mit einzubeziehen. D. h. eigene Konflikte werden dadurch entschuldigt, daß man ja nicht anders konnte, weil .... (*Personen oder Gruppen*) irgendwas gesagt oder getan haben. Man wälzt also die Schuld auf die Anderen (*Sündenbocksymptomatik*).

☞ *In unserem Beispiel müßte die Frau ihrem Mann Vorwürfe machen, daß sie wegen ihm so krank sei.*

... und niemand hört mir zu, dabei hab' ich schon tausendmal gesagt...

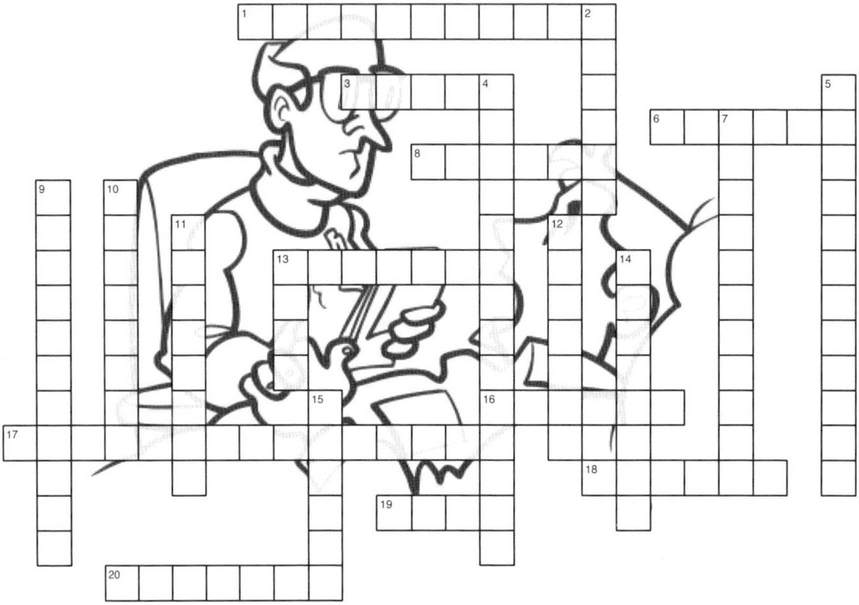

Waagerecht

1. Fühlt sich nur wohl, wenn ihm was fehlt
3. Bekannter Analytiker
6. Gegenteil der Mydriasis
8. Senkt den Alkoholkonsum (Scherz)
13. Suggestionstherapie
16. Ich hoffe, Sie kriegen's allmählich mit, worauf Sie achten müssen
17. Zeichnet den Gamma-Typ aus
18. erworbener Intelligenzabbau
19. inhaltliche Denkstörung
20. Treibt Angehörige in den Wahnsinn

Senkrecht

2. Machte den Patienten zum Klienten
4. Kann vorkommen beim Fleckfieber
5. Wo Kopf und Bauch sich "Gute-Nacht-sagen"
7. Ein Zeichen der Morphin-Intoxikation
9. Anders für endogene Depression
10. Zwanghafte Person
11. Orales Opiat
12. Auch das zählt als Amphetamin
13. Aus der Droge kann man einen Strick drehen
14. Hat die Alkoholiker in Schubläden gesteckt
15. Wohl der berühmteste Hypnotiseur

LÖSUNG SEITE 190

22 Nennen Sie 5 Persönlichkeitsstörungen aus der Psychiatrie!

ANTWORT:

- [x] Astheniker,
- [x] anankastische Persönlichkeitsstörungen,
- [x] depressive Persönlichkeitsstörungen,
- [x] schizoide Persönlichkeitsstörungen,
- [x] querulatorische Persönlichkeitsstörungen.

Wenn ein Mensch eine „*Macke*" hat, mit der er und seine Umwelt aber immer noch halbwegs klarkommen, so nennt man das „Neurose" oder „Charakter".

Von **PERSÖNLICHKEITSSTÖRUNGEN** oder **PSYCHOPATHIEN** oder einer **CHARAKTER-NEUROSE** spricht man, wenn der Patient selbst und/oder die Umwelt stark darunter leiden.

Persönlichkeitsstörungen entwickeln sich zum Teil aus jahrzehntelang bestehenden Neurosen und sind in diesem Stadium entsprechend schwer zu therapieren.

Ursächlich kommen außer einer schwierigen Kindheit ...

- frühkindliche Hirnschäden,
- genetische oder
- psychosoziale Faktoren in Frage.

Bei den Persönlichkeitsstörungen unterscheidet man:

1 **ASTHENIKER**.

Astheniker sind, überspitzt gesagt, Versagertypen.

Sie weisen einen Mangel an geistiger und körperlicher Spannkraft auf, sind leicht **ERMÜDBAR**, fast immer **ERSCHÖPFT** und überfordert und neigen stark zu vegetativen Dysregulationen.

2 **SENSITIVE** oder **SELBSTUNSICHERE**.

Sie sind empfindsam (*sensitiv, sensibel*) und leicht beeindruckbar und manipulierbar.
Ihnen fehlt ein gesundes Durchsetzungsvermögen; sie schlucken Aggressionen runter, so daß es - ab und zu - zu unmotivierten **WUTAUSBRÜCHEN** kommen kann.
Sie sind gekennzeichnet durch eine **AGGRESSIONSHEMMUNG** und durch einen **AFFEKTSTAU**, sowie durch fehlendes Selbstbewußtsein.

3 **ANANKASTEN** oder **ZWANGHAFTE PERSÖNLICHKEITEN**.

Sie sind gekennzeichnet durch **ÜBERGENAUIGKEIT**, **SPARSAMKEIT**, **PEDANTERIE**.
☞ *Sie sind der ideale Kassenwart im Kegelverein.*

4 **SCHIZOIDE PERSÖNLICHKEITEN**.

Sie leiden unter der Tatsache, daß sie **KEINEN** natürlichen **SOZIALEN KONTAKT** aufbauen können. Sie sind einerseits überempfindlich (*sensitiv*), geben sich auf der anderen Seite betont schroff und abweisend.
JÄHZORN ist ein klassisches Element der schizoiden Persönlichkeit.

Durch die fehlende Anpassung ergeben sich mannigfaltige Probleme in der Partnerschaft, im Freundeskreis und im Beruf.

5 **DEPRESSIVE PERSÖNLICHKEITEN**.

Sie sind die allseits bekannten **PESSIMISTEN**.
Wenn Ihnen alle Ihre Freunde zu der bestandenen Prüfung gratulieren, schüttelt der depressive Psychopath schwermütig und bedauernd den Kopf und versichert Ihnen, daß es jetzt mit Ihnen bergab ginge: die Praxis würde nicht laufen, sie könnten niemanden heilen und außerdem würde sowieso keiner zu Ihnen kommen.
Andererseits sind die Depressiven **FLEISSIG**, solide und kämpfen sich durch jeden Tag.

6 HYPERTHYME

In jeder Gruppe gibt's den Hyperthymen: er ist witzig, redselig, aufgekratzt. Die psychopathische Variante ist zusätzlich geltungsbedürftig, muß immer **IM MITTELPUNKT STEHEN**, ist streitsüchtig und unverträglich.
Der Psychopath ist eben nur ein bißchen mehr - mehr als man verträgt.

7 HALTSCHWACHE

Sie sind ihren Trieben ausgeliefert und können ihr Handeln nicht willentlich steuern. Sie sind bequem, genusssüchtig, arbeitsscheu (*wenn immer sich Arbeit vermeiden läßt*).
Nach außen wirken sie freundlich, anpassungsfähig (*sie machen sich einfach keine Gedanken*), aber **UNZUVERLÄSSIG**.

☞ Haltschwache sind **SUCHTGEFÄHRDET**.

8 ERREGBARE PERSÖNLICHKEITEN

Sie neigen zu völlig übertriebenen Affektausbrüchen, sind **EXPLOSIV**.
Es kann sich ursächlich um eine **FRÜHKINDLICHE HIRNSCHÄDIGUNG** oder um einen Teil eines **ORGANISCHEN PSYCHOSYNDROMS** handeln.

9 GEMÜTSARME PERSÖNLICHKEITEN

Um es positiv auszudrücken: diese Menschen können sich gut **DURCHSETZEN**.
Gemütsarme gehen über Leichen und können z. B. in Gewaltverbrechen verwickelt sein.

10 QUERULATORISCHE

Sie sind **RECHTHABERISCH**, unbelehrbar, halsstarrig und kämpfen gerne gegen die Gesellschaft und ihre Normen.Es geht ihnen mehr darum, **RECHT** zu bekommen als um Geld oder sonstige Leistungen/ Zuwendungen.
Querulanten haben **ÜBERWERTIGE IDEEN**, für deren Durchsetzung sie alle Hebel in Bewegung setzen.

11 HYSTERISCHE PERSÖNLICHKEITEN

Sie wollen mehr scheinen als sein; sie sind erlebnis- und geltungssüchtig.
Sie wollen um jeden Preis **IM MITTELPUNKT STEHEN** und ein **WUNSCHBILD DER EIGENEN PERSON** nach außen aufbauen.
Sie leiden gerne demonstrativ und haben jede Menge psychosomatischer „Modekrankheiten".

23 Aussagenkombination

Welche Aussage/n ist/sind richtig?

Zu den typischen Syndromen bei hyperaktiven Kindern gehören:

ⓐ Konzentrationsstörungen

ⓑ Aggressionen

ⓒ schnelle Ermüdbarkeit

ⓓ motorische Unruhe

ⓔ geringe Frustrationstoleranz

Ⓐ Alle Aussagen sind richtig.
Ⓑ Nur Aussagen a, d und e sind richtig.
Ⓒ Nur Aussagen c und d sind richtig.
Ⓓ Nur Aussagen a, c und e sind richtig.
Ⓔ Nur Aussagen a, b und d sind richtig.

ANTWORT:

☒ Lösung Ⓐ

HYPERAKTIVITÄT ist eine immer häufiger auftretende Diagnose.

Nach heutiger Anschauung handelt es sich um ein **ERWORBENES ORGANISCHES PSYCHO-SYNDROM** auf dem Boden eines **LEICHTEN HIRNSCHADENS**, der um den Zeitraum der Geburt herum entstanden ist.

*Früher sprach man auch von **MCD-KINDERN** (minimal cerebral dysfunktion).*

Die **HYPERAKTIVITÄT** (*das hyperkinetische Syndrom*) wird durch folgende Trias diagnostiziert:

- **KONZENTRATIONSSTÖRUNGEN,**
- **AFFEKTSTÖRUNGEN;**
- ungerichtete **HYPERMOTORIK**

ⓐ - **KONZENTRATIONSSTÖRUNGEN**, die sich in
ⓒ - **RASCHER ERMÜDBARKEIT** und
  - leichter **ABLENKBARKEIT** manifestieren
- **AFFEKTSTÖRUNGEN;**

  hierzu gehören

ⓑ - erhöhtes aggressives Verhalten und
ⓔ - leichte Frustrationsbereitschaft, sowie
ⓓ - motorischer Unruhe.

Die Kinder weisen eine

- ungerichtete **HYPERMOTORIK** auf (*Zappelphillip-Syndrom*) und
  - ➠ **IMPULSIVITÄT** auf.

Dadurch kommt es zu Störungen in der zwischenmenschlichen **KOMMUNIKATION**; die Kinder gelten als dumm und uninteressiert.

Differentialdiagnostisch kommen folgende Krankheiten in Frage:

- Hypoglykämien

📖 **siehe Amtsarztfragen STOFFWECHSEL,**

- Chorea minor

📖 **siehe Amtsarztfragen IMMUNOLOGIE,**

- Schwermetallvergiftungen
- Oligophrenien (*Schwachsinn*), oder auch
- Neurosen mit chronischen Angstzuständen.

Die Diagnose „Hyperaktivität“ wird durch

- die Anamnese,
- das EEG und
- testpsychologische Untersuchungen gestellt.

Achtung Suchtgefahr

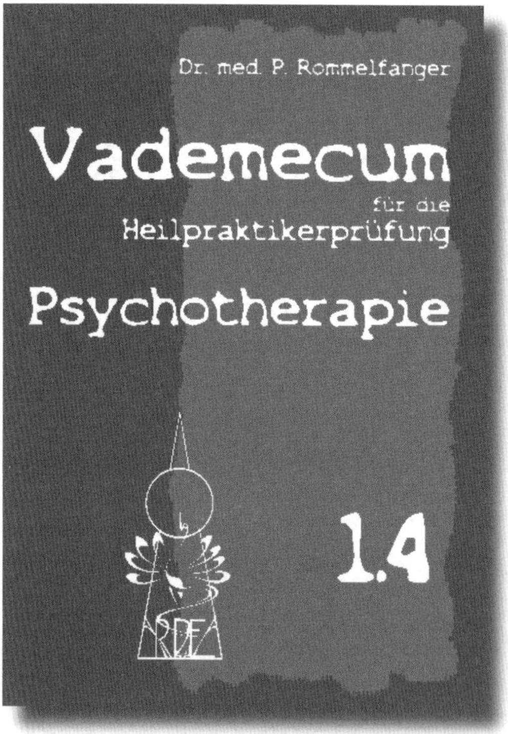

Auch die „Psychos" müssen nicht verzweifeln - wir haben auch für die Psychotherapie ein Vademecum, in dem wir gegenstandskatalogartig den Prüfungsrelevanten Stoff zusammengefaßt haben.
Klar, daß das jetzt auch für die HP's ein Thema ist, wenigstens mal gehört zu haben, was in der Prüfung eventuell auf sie wartet. Wie gesagt ... bei einem Prüfungsanteil von 8 Fragen aus der Psychotherapie/Psychiatrie wird es eng, wenn Sie davon keine Ahnung haben. Ein großer Trost allerdings ist Ihre spätere Praxistauglichkeit und damit Ihre Erwerbssituation, die sich merklich bessern wird, wenn Sie Ihre Patienten tatsächlich „ganzheitlich" Behandeln und nicht mit irgendeinem Schnickschnack abspeisen, den zudem alle anderen Praxen ebenfalls anbieten. Wenn Sie daher in „Chancen" denken, werden Sie sich gerne über das Buch und vielleicht später über die Psychotherapie selbst her machen.
Auch dieser Band ist direkt ab Verlag erhältlich.

24 Ordnen Sie zu:

Ⓐ psychische und physische Abhängigkeit

Ⓑ nur psychische Abhängigkeit

1. Kokain
2. Amphetamine
3. Nikotin
4. Alkohol
5. Haschisch
6. Morphin

ANTWORT:

☒ Ⓐ ❸ ❹ ❺
☒ Ⓑ ❶ ❷ ❺

Man unterscheidet verschiedene Arten der körperlichen und physischen Reaktion auf einen Stoff oder Medikament.

- Unter **TOLERANZ** versteht man den, enzymatisch bedingten, **BESCHLEUNIGTEN ABBAU** eines Stoffes (*meist durch die Leberzellen*).

Bei einer Toleranz ist eine **DOSISSTEIGERUNG** nötig, um die gleiche Wirkung zu erzielen. Eine Toleranz stellt **KEINE ABHÄNGIGKEIT** im eigentlichen Sinne dar, sondern sie ist rein körperlich begründbar. Toleranzentwicklungen gibt es z. B. bei bestimmten Schlafmitteln.

- Unter **GEWÖHNUNG** versteht man die **PSYCHISCHE ABHÄNGIGKEIT**; es treten hier **KEINE KÖRPERLICHEN ENTZUGSSYMPTOME** auf.

Der Patient ist aber trotzdem bereit, sich mit allen Mitteln die Droge zu beschaffen.

- Unter der **SUCHT** im engeren Sinn versteht man eine **ZWANGHAFTE GIFTAPPLIKATION** mit erheblicher **TENDENZ ZUR DOSISSTEIGERUNG**.

Es tritt eine **PSYCHISCHE UND PHYSISCHE ABHÄNGIGKEIT** auf. Der Patient denkt ständig an die „Stoff"-Beschaffung und beim Absetzen der Droge muß man mit erheblichen körperlichen **ENTZUGSSYMPTOMATIKEN** rechen.

Eine Sucht führt immer zu deutlichen **NEGATIVEN AUSWIRKUNGEN** auf die **EIGENE PERSON** und auf das **SOZIALE UMFELD**.

Laut WHO unterscheidet man 8 Formen der Drogenabhängigkeit
(*von denen Sie mindesten die ersten 6 gut kennen sollten!!*):

I. der **MORPHINTYP**; hierzu gehören

- Opiate,
- Heroin,
- Codein,
- Methadon

II. der **KOKAINTYP**

III. der **CANNABISTYP**

IV. der **HALLUZINOGENTYP**

V. der **BARBITURAT-ALKOHOLTYP**; hierzu gehören

- Tranquilizer (*Valium, Tranxilium, Lexotanil, Tavor, Adumbran*),
- Hypnotika (*Schlafmittel: Rohypnol, Dalmadorm*)

VI. der **AMPHETAMINTYP**; hierzu gehören u. a.

- Sympathicomimetika (*Ephedrin*) und
- Aufputschmittel (*Coffein, Theobromin*)

VII. der **KHATTYP**

VIII. der **OPIATANTAGONISTENTYP**

1 **KOKAIN** wird aus den Blättern des Kokastrauchs gewonnen und geschnupft oder gekaut. Ein Kokainderivat ist **CRACK**; es wirkt intensiver und ist gefährlicher als die Ursprungsdroge.

Der **RAUSCH** ist durch eine **EUPHORIE** mit Unterdrückung von Hunger und Ermüdung gekennzeichnet, sowie durch eine **ANTRIEBSSTEIGERUNG** und eine Steigerung des sexuellen Verlangens.

Kokain führt zu einer **PSYCHISCHEN ABHÄNGIGKEIT**; führt aber im weiteren Verlauf zu einem Verfall des Körpers (*Abmagerung*).

Kokain kann **SYMPTOMATISCHE PSYCHOSEN** hervorrufen mit Apathie, alle Arten von Halluzinationen und Wahnerlebnissen (*z. B. Dermatozoenwahn*).

2 **AMPHETAMINE** sind **PSYCHOSTIMULANTIEN**.

Zu ihnen gehören unter anderem **EPHEDRIN** und **COFFEIN**.

Es kommt zu einer, subjektiv empfundenen Steigerung der körperlichen und geistigen Leistungsfähigkeit, zu einer Verminderung des Schlafbedürfnisses und zu einer Appetitzügelung.

Es entwickelt sich schnell eine **PSYCHISCHE ABHÄNGIGKEIT**; als Entzugssymptome treten Müdigkeit und Verstimmung sowie Kreislaufstörungen auf.

Bei längerem Gebrauch kann sich eine **PSYCHOSE** entwickeln, die schizophrenieartige Anteile haben kann (*leibliche Beeinflussungserlebnisse, Halluzinationen, Verfolgungswahn*).

3 Die **NIKOTINSUCHT** gehört pathophysiologisch zur Abhängigkeit des Cannabis-Typus, allerdings zeigt sich beim Nikotinsüchtigen eine **PSYCHISCHE UND PHYSISCHE ABHÄNGIGKEIT**.

Die psychischen Effekte sind die Spannungs- und Angstlösung.

Beim Entzug treten zahlreiche vegetative Dysregulationen auf, die auf die körperliche Abhängigkeit hinweisen.

4 **ALKOHOL** führt zu einer **PSYCHISCHEN UND PHYSISCHEN** Abhängigkeit.

Bemerkbar ist die Abhängigkeit durch

- den **KONTROLLVERLUST**. Bereits nach einer kleinen Menge Alkohol ist der Patient nicht mehr in der Lage, mit dem Trinken aufzuhören (γ-*Alkoholiker nach Jellinek*).
- die **ZENTRIERUNG DES DENKENS** auf den Alkohol.
- die **UNFÄHIGKEIT ZUR ABSTINENZ** (*besonders δ-Typus nach Jellinek*)
- die Entwicklung von **TOLERANZ** (*beschleunigter Alkoholabbau*) und von
- **ENTZUGSERSCHEINUNGEN**.

Nach der Typisierung von Jellinek ist in der Frage die Rede vom γ-Alkoholiker (*psychisch und physisch abhängig*).

BARBITURATE (*stark wirksame Schlafmittel*) führen zu einer ähnlichen Abhängigkeitsentwicklung; sie bewirken ebenfalls eine **PSYCHISCHE UND PHYSISCHE ABHÄNGIGKEIT**. Außerdem verändern die Barbiturate den Schlafablauf: sie verkürzen die REM-Phasen, die Traumphasen.

Beim Absetzen von Barbituraten kommt es daher vermehrt zum Auftreten von **ALPTRÄUMEN**.

§§ Barbiturate fallen unter das Betäubungsmittelgesetz.

5 **HASCHISCH** gehört zu der Abhängigkeit vom **CANNABISTYP**. Haschisch ist das Harz der weiblichen Blütenstauden des indischen Hanfs; Marihuana sind die getrockneten Blüten und Blätter der Hanfstaude.

Der **RAUSCH** ist unterschiedlich ausgeprägt und stark von der momentanen Verfassung abhängig. Symptome sind: heitere **EUPHORIE**, Veränderungen von Raum- und Zeiterleben, sowie optische und akustische **ILLUSIONEN**, bzw. Wahrnehmungssteigerungen.
Cannabis führt zu adrenergen, bzw. anticholinergen Symptomen wie **MYDRIASIS**, **TACHYKARDIE** oder einem **TROCKENEN MUND**.

Cannabis führt zu einer **PSYCHISCHEN ABHÄNGIGKEIT**.

Es können, bei längerem Abusus, **ECHOPSYCHOSEN** auftreten (*spontane Rauschzustände Wochen nach der letzten Drogenapplikation*).

Zu den Drogen, die eine Abhängigkeit vom **MORPHINTYP** hervorrufen, gehören: Morphium, Opium, Codein, Methadon, Tramal, Dolantin, Temgesic etc.

§§ Alle Stoffe unterliegen dem **BETÄUBUNGSMITTELGESETZ**; die Verschreibung ist nur **ÄRZTEN** in begründeten Fällen erlaubt.
Alle diese Substanzen führen rasch zu einer starken **PSYCHISCHEN UND PHYSISCHEN ABHÄNGIGKEIT**.

Zeichen einer **MORPHIN-INTOXIKATION** sind u. a.: eine

- **MIOSIS**,
- **OBSTIPATION**,
- **ATEMDEPRESSION** und
- Bewußtseinsstörungen.

Zeichen des **MORPHINENTZUGS** sind: Unruhe, Gereiztheit, Gähnen, Schwitzen, Tränenfluß, Übelkeit, Erbrechen, **DURCHFALL**, Muskelkrämpfe, Tachykardie, **MYDRIASIS**.

Zu den **HALLUZINOGENEN** gehören LSD, Mescalin und Psilocybin.

Neben vegetativen Reizerscheinungen (*Schwindel, Übelkeit*) treten in der Rauschphase optische **PSEUDOHALLUZINATIONEN** auf (*psychedelische Wirkung*). Am Anschluß an einen Rauschzustand tritt oft eine starke Depression auf.

Halluzinogene können zu **ECHO-PSYCHOSEN** führen; sie sind fettlösliche Substanzen, die im Fettgewebe gespeichert werden und nach Monaten freigesetzt werden können.

KHAT gehört zu den Kokain-Derivaten und verursachen eine starke **PSYCHISCHE** und eine schwächere physische Abhängigkeit.

OPIATANTAGONISTEN verursachen, wie Opiate eine starke **PSYCHISCHE** und eine starke **PHYSISCHE ABHÄNGIGKEIT**.

25 Aussagenkombination

Welche Aussage/n zu Halluzinationen ist/sind richtig?

ⓐ Der Patient sieht Dinge/Gegebenheiten in seiner unmittelbaren Umgebung, die nicht real sind.

ⓑ Halluzinationen gehen mit einer unmittelbaren Realitätsgewißheit für den Patienten einher.

ⓒ Für akustische Halluzinationen ist ein plötzliches Unterbrechen des Gedankengangs des Patienten typisch.

ⓓ Halluzinationen sind immer an einem auffälligen Verhalten des Patienten erkennbar.

ⓔ Halluzinationen können mit wenig affektiver Resonanz einhergehen.

Ⓐ Alle Aussagen sind richtig.

Ⓑ Nur Aussagen b und d sind richtig.

Ⓒ Nur Aussagen a, b und c sind richtig.

Ⓓ Nur Aussagen a, b und e sind richtig.

Ⓔ Nur Aussagen c und d sind richtig.

ANTWORT:

☒ Lösung Ⓓ

☼ **WAHRNEHMUNGSSTÖRUNGEN** können als

- ● **ILLUSIONEN** oder als
- ❍ **HALLUZINATIONEN** auftreten.

● **ILLUSIONEN** sind Wahrnehmungen mit **REALEM HINTERGRUND**, quasi eine **VERKENNUNG** von Dingen.

☞ Man könnte Illusionen als eine „Karrikatur der Realität" bezeichnen.

ⓐ ❍ Demgegenüber sind **HALLUZINATIONEN** Wahrnehmungen **ohne** entsprechenden Sinnesreiz **von Außen**.

ⓑ Für den Patienten sind diese Wahrnehmungen aber **REAL**; manchmal glauben sie den Halluzinationen mehr als der Realität.

☞ Die Intensität der Halluzinationen ist oft vom Krankheitsprozeß abhängig; z. B. werden die Halluzinationen bei einem ausklingenden Delir nur noch als „Bilder" - als sogenannte Pseudohalluzinationen - empfunden.

ⓔ Unabhängig vom Empfinden, daß die gesehenen/gehörten Dinge real sind, fällt doch häufig auf, daß die **AFFEKTIVE RESONANZ** auf die Halluzinationen erstaunlich **GERING** ist.

Wie würden Sie reagieren, wenn Sie fest davon überzeugt wären, daß Sie von 2 Menschen verfolgt würden?

Die Patienten „*gewöhnen*" sich aber nicht selten an halluzinierte Begleiter oder an Stimmen.

ⓒ Wenn ein Patient eine deutliche plötzliche **UNTERBRECHUNG DES GEDANKENGANGS** aufweist, dann handelt es sich um ...

na, gewußt?

...es handelt sich um eine

- **GEDANKENBEEINFLUSSUNG** (*Symptom ersten Ranges nach Kurt Schneider*), bzw. um eine
- **GEDANKENSPERRUNG** als Störung der Assoziation nach Bleuler.

☞ Wir sind hier bei der **SCHIZOPHRENIE**.

Ein Mensch, der nicht unter einer Schizophrenie leidet, spricht in der Regel über seine Wahrnehmungen (*wenn er das nötige Vertrauen zu Ihnen hat*), und Sie werden das, was er Ihnen erzählt, weitestgehend nachvollziehen können.

Bei einem schizophrenen Patienten ist, aufgrund der **DENKSTÖRUNG**, schon die Verständigung gestört.
Die Unterbrechung des Gedankengangs ist also nicht aufgrund der akustischen Halluzinationen, sondern ursächlich mit der Schizophrenie verknüpft - die Halluzinationen hat unser Patient noch zusätzlich.

ⓓ Halluzinationen gehen sogar eher **SELTEN** mit einem auffälligen Verhalten der Patienten einher. Die Erklärung liegt in der **GERINGEN AFFEKTIVEN RESONANZ**.

Nicht zuletzt weist gerade diese geringe affektive Resonanz auf einen pathologischen Prozess hin.

PRÜFUNGS-VORBEREITUNG HEILPRAKTIKER

Kurs	Wie oft	Wann	Praxis	Theorie	Übernachtung nötig	
Nürnberger Trichter	1x jährlich	Pfingstferien	❍	●	☒	
Sonntagspaukkurs	1x jährlich 10 Sonntage	Ende November bis März	❍			*
Injektionskurs	2x jährlich	kurz **vor** der schriftlichen Prüfung	❍	●	☒	Praxiswochenende I *
Notfallkurs			❍	●		
Untersuchungskurs	2x jährlich	kurz **vor** der schriftlichen Prüfung	❍	●	☒	Praxiswochenende II *
Histologiekurs				●		
Motivationssonntag**	2x jährlich	**vor** der schriftlichen Prüfung	❍	●		
Differentialdiagnose	2x jährlich unterschiedliche Fälle	**nach** der schriftlichen Prüfung	❍			

* Kann einzeln gebucht werden. Wegen Termin und Kosten bitte anrufen

** **Motivationssonntag** *(siehe **Seite 134**).*

Eine Spezialität des Hauses. Wir haben ja die Ausbildung Psychotherapie nicht vergeblich und kennen gerade den psychischen Druck der Prüfung von etlichen Generationen an Schülern - und das wörtlich, da hier die Unterschiede zwischen jungen und älteren Prüflingen sehr gering sind. Damit Sie mit der Prüfungssituation klar kommen, haben wir am **Sonntag vor der schriftlichen Prüfung** einen Tag um Sie auf die Prüfung vorzubereiten.
Es geht dabei gleichermaßen um die **Mündliche** wie die **Schriftliche**.
Wir werden Sie konditionieren, stabilisieren und auf den Unterschied vorbereiten, der zwischen Ihrem Wissen und dem Schein steht.

26 Aussagenkombination

Welche Aussage/n ist/sind richtig?

ⓐ Bei der Manie liegt eine Antriebssteigerung vor.

ⓑ Die manischen Patienten leiden aufgrund des verstärkten Tätigkeitstriebes unter einem erhöhten Schlafbedürfnis.

ⓒ Maniker fallen durch eine vermehrte Gesprächigkeit auf.

ⓓ Maniker, die eher stämmig, rundlich und übergewichtig sind, haben eine gute Prognose.

ⓔ Maniker stammen oft aus zerrütteten Familienverhältnissen mit dominierenden Müttern.

Ⓐ Alle Aussagen sind richtig.
Ⓑ Nur Aussagen a, b, c und e sind richtig.
Ⓒ Nur Aussagen a und c sind richtig.
Ⓓ Nur Aussagen c, d und e sind richtig.
Ⓔ Nur Aussagen a, b und e sind richtig.

ANTWORT:

☒ Lösung Ⓒ

Die **MANIE** gehört zu der **CYCLOTHYMIE** nach K. Schneider, einer **ZYKLISCH AUFTRETENDEN VERSTIMMUNG**.

Die Klinik der **CYCLOTHYMIE** ist gekennzeichnet durch eine krankhafte Verstimmung mit

- **PHASENHAFTEM VERLAUF**,
- **PLÖTZLICHEM BEGINN** und
- **VOLLSTÄNDIGER REMISSION**.

Die „down"-Variante heißt ⬇ **MELANCHOLIE** oder **ENDOGENE DEPRESSION**,
die „up"-Variante heißt ⬆ **MANIE**.

Die **MANIE** ist gekennzeichnet durch einen

- Beschäftigungsdrang, eine
- Ⓐ Antriebssteigerung,
- Ideenflucht
- gehobene Stimmung und
- Affektüberschuß.

Ⓒ Die Patienten reden viel, haben tolle, hochfliegende Pläne und eine sehr hohe „Frustrationstoleranz", wenn man sagt, man möchte endlich seine Ruhe haben.

Ⓑ Das mit der **ANTRIEBSSTEIGERUNG** beim Maniker stimmt schon, zum Leidwesen ihrer Umgebung brauchen jedoch die Maniker anscheinend **GAR KEINEN SCHLAF**. Einen echten Maniker muß man wirklich 24 Stunden überwachen, weil man nicht weiß, was ihm noch an Unmöglichkeiten einfällt.

Nach Untersuchungen von **KRETSCHMER** neigen

- rundliche, stämmige Patienten (***PYKNIKER***) eher zu einer

  ➠ **CYCLOTHYMIE**,

- lang aufgeschossene und dünne Patienten (***LEPTOSOME***) eher zu einer

  ➠ **SCHIZOPHRENIE**.

ⓓ Pyknische Maniker haben daher eine schlechtere Prognose als leptosome Maniker.
(*Umgekehrt haben leptosome Schizophrene eine schlechtere Prognose als pyknische Schizophrene*).

ⓔ Die **ZERRÜTTETEN FAMILIENVERHÄLTNISSE** und/oder die **DOMINIERENDEN MÜTTER** gehören auch zur Schizophrenie.

Die Schizophrenie ist eine extreme **KONTAKTSTÖRUNG**, die, beim Vorhandensein entsprechender Erbanlagen, durch eine ungünstige Familienstruktur verschlimmert werden kann.
Die späteren Patienten zeichnen sich oft in der Kindheit durch **UNGEWÖHNLICHE FÜGSAMKEIT** gegenüber den Bezugspersonen aus; die **TROTZPHASE** fehlt. Im Elternhaus herrscht eine Atmosphäre der **UNGEWISSHEIT** und **INKONSEQUENZ** - oft wurden auch intrafamiliäre Kommunikationsdefizite beobachtet.

Der **CYCLOTHYME** ist an sich ein geselliger Mensch, der an aktuellen „Beziehungskrisen“ erkrankt: der Cyclothyme ist sehr wohl in der Lage, **SOZIALEN KONTAKT** aufzubauen; er leidet darunter, daß ein Kontakt schiefgegangen ist, während der Schizophrene gar nicht in der Lage ist, einen tragfähigen Kontakt aufzubauen.

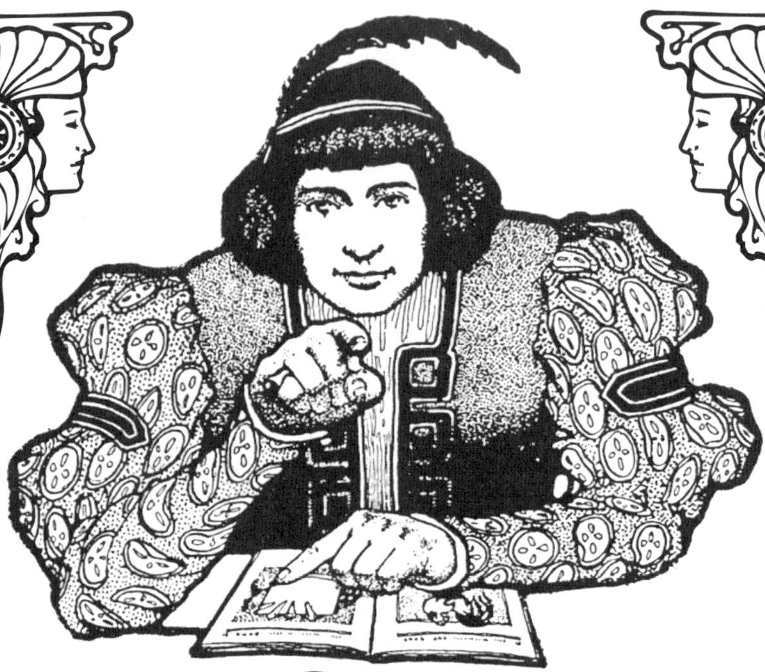

Das

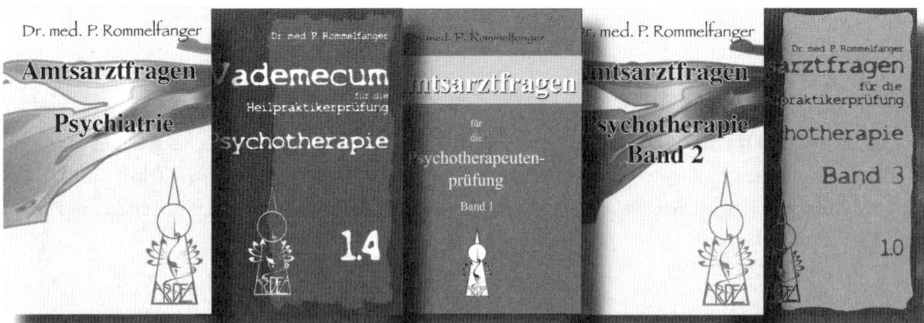

müssen Sie gelesen haben!

... wenn Sie sich auf die Prüfung zur Psychotherapie (HPG) vorbereiten.

27 Mehrfachauswahl

Welche Aussagen sind richtig?

Wählen Sie 3 Antworten!

Folgende Verhaltensweisen sind typisch für einen Persönlichkeitstyp, der mit einem erhöhten Risiko einhergeht, einen Herzinfarkt zu erleiden:

Ⓐ Neigung, körperliche Beschwerden zu bagatellisieren

Ⓑ Ungeduldshaltung

Ⓒ Tendenz, die Erledigung wichtiger Aufgaben hinauszuschieben

Ⓓ Tendenz, übergenau in sich hineinzuhören

Ⓔ Tendenz, Konkurrenzsituationen aufzubauen.

ANTWORT:

☒ Lösung Ⓐ Ⓑ Ⓔ

Das Gebiet der Psychosomatik wird später eines Ihrer Hauptarbeitsgebiete sein; Grundlagenwissen diesbezüglich sollten Sie schon haben. ***Bei einer ganzheitlichen Behandlung gehören die Körper und Psyche einfach zusammen.***

Der **HERZINFARKTPATIENT** hat eine ziemlich klare Psychostruktur: es sind

- harte, fleißige Arbeiter, die
- sehr hohe Anforderungen an sich selbst stellen.

Ⓒ Der Herzinfarktpatient packt daher an, was zu erledigen ist.

Ⓑ Eines der Hauptzeichen des Herzinfarktpatienten ist der **RASTLOSE TÄTIGKEITSDRANG**; die Patienten sind andauernd unter **ZEITDRUCK**. Wenn keine Ansprüche diesbezüglich von außen gestellt werden, dann haben sie im Urlaub ein volles Programm und eine Liste, was alles in diesen 14 Tagen zu erledigen ist (*Kirchen, Sehenswürdigkeiten, „Vergnügungs-"Fahrten*).

Ⓐ Deshalb hat der Herzinfarktpatient auch gar keine Zeit, sich um „*Wehwehchen*" zu kümmern.
Der Herzinfarktpatient strebt nach **ANERKENNUNG SEINER LEISTUNG** besonders in der Familie.

Das Fatale ist nur, daß er vor lauter Arbeit ja nie daheim ist, und so fehlt ihm schon die einfachste Voraussetzung für ein normales Familienleben und für Verständnis.

Ⓓ Selbstverständlich hat so jemand auch gar nicht die Zeit, in sich **HINEINZUHÖREN** und die Signale seines Körpers aufzunehmen und zu akzeptieren: der Körper ist für ihn eine Maschine, die gefälligst zu funktionieren hat; wenn nicht, wird sie zum Überholen zum Arzt gebracht; wenn ein Teil „verschlissen" ist, hat es ausgewechselt zu werden.

Wenn er diese Einstellung nicht hätte, würde er ja möglicherweise auch nicht seinen Herzinfarkt entwickeln; die meisten Herzinfarkte kündigen sich eine gute Zeit vorher mit Rhythmußstörungen an!

Derjenige, der übergenau in sich hineinhört, ist der **HYPOCHONDER**; er projiziert seine Lebensangst auf die Angst, daß wichtige Organe überwacht werden müssten, da sie sonst irgendwann klammheimlich ihre Funktion einstellen könnten. Unser Herzinfarktpatient ist so am Rennen, er hat nicht mal Zeit, um Angst zu haben. Da kommt erst dann, wenn er den Infarkt endlich geschafft hat.

Ⓔ Menschen, die zu Verengungen der Koronararterien neigen, lassen nach Möglichkeit nichts aus: ihr Leben ist ein ständiger **KAMPF**; ein ungeduldiger, **WETTBEWERBSORIENTIERTER**, aber erfolgreicher Kampf, besser zu sein als die Anderen.

Solange der Patient auf der Gewinnerseite ist, solange das **SOZIALE NETZ**, in dem der Patient eingebunden ist, sein energisches Streben nach vorne unterstützt und auffängt, solange ist der Patient gesund.

Der **HERZINFARKT** ereignet sich meistens wenn's Konflikte innerhalb der **FAMILIE** gibt und der Patient (*im Beruf und zu Hause*) sein Dominanzstreben nicht mehr ausleben kann.

☞ Im Fachjargon heißt das, wenn der Patient eine **DEPRESSION** hat und eine **VITALE ERSCHÖPFUNG** erleidet.

PRÜFUNGS-VORBEREITUNG PSYCHOTHERAPIE

März	Wie oft	Wann	Praxis	Theorie	Einzelbuchung möglich
Montagspaukkurs	6 Montage	Januar bis März		●	ja
Motivationssonntag 📖 siehe S. 134	2x jährlich	**vor** der schriftlichen Prüfung	○	●	
Differentialdiagnose 📖 siehe S. 60	2x jährlich unterschiedliche Fälle	**nach** der schriftlichen Prüfung		●	

Oktober	Wie oft	Wann	Praxis	Theorie	Einzelbuchung möglich
Montagspaukkurs	6 Montage	Juli bis Oktober		●	ja
Motivationssonntag 📖 siehe S. 134	2x jährlich	**vor** der schriftlichen Prüfung	○	●	
Differentialdiagnose 📖 siehe S. 60	2x jährlich unterschiedliche Fälle	**nach** der schriftlichen Prüfung		●	

Sie sehen selbst - jede andere Vorbereitung ist eben nicht

ARDEA

28 Einfachauswahl
Welche Aussage ist richtig?

Ein Alkoholiker hat 3 Monate Entziehungsbehandlung hinter sich, sowie ein halbes Jahr erfolgreiche Nachtherapie.

Nach welchem Zeitraum ist Ihrer Meinung nach die Alkoholabhängigkeit überwunden?

Ⓐ Mit Abschluß der Nachtherapie

Ⓑ Nach einem weiteren Jahr Abstinenz

Ⓒ Nach fünf Jahren weiterer Abstinenz

Ⓓ Nach weiteren zehn Jahren Abstinenz

Ⓔ Keine Aussage ist richtig.

ANTWORT:

☒ Lösung Ⓔ

Als **ALKOHOLIKER** im engeren Sinn wird die Alkoholabhängigkeit des γ- und δ-Typus bezeichnet.

Der γ-Typus zeichnet sich durch einen **KONTROLLVERLUST** aus, d. h. wenn er erst mal mit dem Trinken angefangen hat, dann hält ihn nichts mehr; er kann aber wenigstens zeitweise dem Alkohol entsagen.

Der γ-Alkoholiker ist psychisch und physisch abhängig.

Der δ-Alkoholiker ist ein **GEWOHNHEITSTRINKER**, der ständig seine Flasche zum Festhalten braucht. Er zeigt zwar keinen Kontrollverlust, kann aber dafür überhaupt **NICHT** auf den Alkohol **VERZICHTEN**.
Der δ-Alkoholiker ist in erster Linie physisch abhängig.

Aus diesen Definitionen geht hervor, daß ein Mensch, der bereits in den Kontrollverlust hineingeschlittert ist (*γ-Alkoholiker*) **NIE WIEDER** Alkohol trinken darf - er ist auch 10 Jahre nach einer erfolgreichen Entzugsbehandlung noch nicht aus dem Schneider.

Beim δ-Alkoholiker ist es ähnlich: er kommt sehr leicht wieder in **ALTE GEWOHNHEITEN**.

Man empfiehlt daher den Alkoholikern, sich **SELBSTHILFEGRUPPEN** anzuschließen (*Anonyme Alkoholiker, Blaues Kreuz, Guttempler etc.*).

Für Menschen, die trotzdem noch eine intensivere Führung und Motivation brauchen, gibt es auch **THERAPEUTISCHE WOHNGRUPPEN**.

Die Rezidivquote beträgt trotz bester Betreuung leider immer noch über 80 %.

29 Aussagenkombination

Welche Aussage/n ist/sind richtig?

Bei den folgenden Gegebenheiten ist mit einer erhöhten Suicidgefahr zu rechnen?

ⓐ Wenn ein Patient offen darüber diskutiert, ob ein Selbstmord seine Probleme lösen könnte.

ⓑ Wenn ein Patient mit endogener Depression sich bei Ihnen telefonisch für Ihre Hilfestellung bedankt und sämtliche Folgetermine absagt mit der Begründung, daß sich sowieso bald alle seine Probleme gelöst hätten.

ⓒ Wenn ein Patient erfährt, daß er Krebs habe.

ⓓ Bei heroinsüchtigen Jugendlichen.

ⓔ Beim plötzlichen Tod der Ehefrau eines 78jährigen Mannes.

Ⓐ Alle Aussagen sind richtig.
Ⓑ Nur Aussagen a, b und e sind richtig.
Ⓒ Nur Aussagen a, b, c und e sind richtig.
Ⓓ Nur Aussagen b, c und e sind richtig.
Ⓔ Nur Aussagen b, c und d sind richtig.

ANTWORT:

☒ Lösung Ⓐ

SUICID und **SUICIDGEFAHR** sind eine ernste Sache.

Suicid ist nach neuen Statistiken häufiger als Verkehrsunfälle, wobei immer noch mit einer großen Dunkelziffer gerechnet werden muß.

Besonders gefährdet sind **PERSONENGRUPPEN**, die **SOZIAL ISOLIERT** sind und solche, die **EXISTENTIELL BEDROHT** sind.

ⓔ Damit hätten wir z. B. unseren 78jährigen, der sein Frau verloren hat.

ⓒ Die Diagnose „**KREBS**" ist mit der Bedeutung „*unheilbar*" und „*Siechtum*" verknüpft.
Unser Krebspatient gehört daher auch dazu.

ⓑ Alle Patienten mit **PSYCHOSEN**, besonders aber diejenigen mit **ENDOGENER DEPRESSION** sind gefährdet: der Mehrzahl der Suicide liegt eine Psychose zugrunde. Besonders die wahnhaften und ängstlichen Depressionen können mit einem Suicid einhergehen.

ⓓ Auch **ALKOHOL**- und **DROGENABHÄNGIGE** (*alle Suchtpatienten*) gehören zum gefährdeten Personenkreis, ferner Patienten mit **SCHWEREN ORGANISCHEN LEIDEN**.

Eine Suicidgefahr ist schwer zu beurteilen.

ⓐ 80% der Patienten suchen vorher einen Therapeuten auf und machen zumindest

☞ **VERSTECKTE ANDEUTUNGEN** (*suicidales Achsensyndrom n.* ***MITTERAUER***).

Weitere Hinweise auf eine Suicidgefahr sind

☞ **PSYCHOSEN** und eine

☞ **SUICIDPOSITIVE FAMILIENANAMNESE**.

Weiterhin dient das **PRÄSUICIDALE SYNDROM** nach **RINGEL** der Abschätzung der Suicidgefahr:

1. Einengung der sozialen und psychischen Lebensbereiche
2. Wendung der Aggression gegen die eigene Person (*Schuldideen, Selbstbestrafungsideen*)
3. Todesphantasien: die Vorstellung tot zu sein, die Vorstellung, Selbstmord zu begehen, konkrete Handlungsplanung des Suicids.

☞ Sicherlich ist die Vorstellung falsch, daß derjenige, der vom Selbstmord **spricht**, **NICHT** Hand an sich legt.

Suicidgedanken müssen **IMMER** ernst genommen werden.

Als Therapeut sollten Sie sich nicht scheuen, das Thema Suicid konkret **ANZUSPRECHEN**; der Patient weiß auch, daß Selbstmord die schlechteste aller Lösungen ist, und nimmt vielleicht die Gelegenheit wahr, über sein Probleme zu sprechen und noch mal (*mit Ihnen*) eine Lösungsstrategie aufzubauen.

PRÜFUNGS-VORBEREITUNG PSYCHOTHERAPIE DIFFERENTIALDIAGNOSE

Es kommt ein Patient zu Ihnen. In der Hand hält er behutsam eine Tüte. Als Sie nach seinen Beschwerden Fragen, legt er die Tüte schweigend sehr behutsam auf Ihren Schreibtisch und beginnt den Inhalt akribisch auszuwickeln. Als er fertig ist, kommt ein halbes Brathähnchen zum Vorschein. Flehentlich wendet sich der Patient zu Ihnen mit der Frage: Glauben Sie, da ist noch was zu machen?"
Jaja, so Tage gibt's. Unser Trost für Sie - so etwas ist ein Witz, der zudem im Original in eine Arztpraxis gehört und in der Realität entsprechend selten anzutreffen. Interessant bleibt aber die Gretchenfrage: Wie gehen **SIE** jetzt weiter vor?
DAS ist es, was den Amtsarzt bei der **mündlichen Prüfung** interessiert. Wie Fit sind Sie für eine eigene Praxis? Kann man Ihnen Patienten anvertrauen und sind Sie in der Lage auch zu erkennen, wo Ihre Grenzen sind?
Keine Angst, was sich schon wieder nach Prüfungsstreß anhört, macht Spaß und ist eine gute Vorbereitung auf Ihre zukünftige Praxistätigkeit.

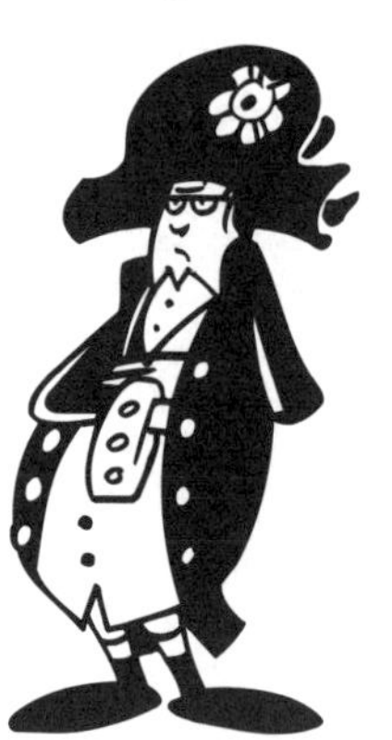

Der Kurs findet zweimal im Jahr statt und zwar jeweils nach der Schriftlichen (*damit das, was Sie hier lernen auch wirklich noch „frisch" ist*).
Den Termin können Sie sich selbst ausrechnen. Die schriftlichen Prüfungen finden am **3. Mittwoch im März** und am **2. Mittwoch im Oktober** statt. Unsere Differentialdiagnose findet meist am darauffolgenden **Montag** statt und zwar von 18 bis 21 Uhr. Den genauen Termin finden Sie entweder im Internet, in unserem Studienführer oder telefonisch von 9 bis 13 Uhr unter 0911-77 67 91.

30 Einfachauswahl

Eine typische formale Denkstörung bei der Schizophrenie ist ...

Ⓐ Größenidee, Größenwahn.

Ⓑ Denkhemmung.

Ⓒ Stimmen hören in Form von Rede und Gegenrede.

Ⓓ Denkzerfahrenheit.

Ⓔ Haften, Perseverationen.

ANTWORT:

☒ Lösung Ⓓ

Na, geklappt?
Schauen wir noch mal schön der Reihe nach alles durch:

Es wurde nach **FORMALEN DENKSTÖRUNGEN** gefragt, die typisch sind für die **SCHIZOPHRENIE**.

Wir wissen schon/noch, daß die **SCHIZOPHRENIE** eine Erkrankung ist, die im wesentlichen durch **DENKSTÖRUNGEN** gekennzeichnet ist – *im Gegensatz zu der **Cyclothymie**, die sich durch **affektive Störungen** auszeichnet.*
Außerdem haben wir noch die Diagnosesymptome nach **BLEULER** und **KURT SCHNEIDER** parat .

...oder?!

Bevor Sie weiterlesen, erst mal versuchen, ob Sie noch alle Zeichen aufzählen können:

- Die Symptome nach **KURT SCHNEIDER** sind:

SYMPTOME ERSTEN RANGES:

- Ichstörungen,
- Gedankeneingebung, Gedankenlautwerden
- Wahnwahrnehmung
- Stimmenhören in Form von Rede und Gegenrede
- Beeinflussungserlebnisse

SYMPTOME ZWEITEN RANGES nach Kurt Schneider:

- Wahneinfall
- Halluzinationen
- Gefühlsverarmung
- Verstimmung

❍ **GRUNDSYMPTOME** nach **BLEULER** sind die 4 A's:

- ❍ Störungen der **A**ssoziation
- ❍ Störung der **A**ffekte
- ❍ **A**utismus
- ❍ **A**mbivalenz

Die **AKZESSORISCHEN SYMPTOME** nach Bleuler sind:

- ⊙ Halluzinationen
- ⊙ Wahn
- ⊙ Katatonie mit Störung der Motorik und des Antriebs.

Soweit, sogut. Damit sollte uns die Frage keinen Stein in den Weg zur fehlerlosen Amtsarztprüfung legen können☺

Ⓐ Die **GRÖSSENIDEE**, der **GRÖSSENWAHN**: der Unterschied ist nur quantitativer Natur.

In beiden Fällen handelt es sich aber - *Sie haben's gleich erkannt* – um eine **INHALTLICHE DENKSTÖRUNG**, nicht um eine formale, wie in der Frage gefordert.
Die **GRÖSSENIDEE** ist typisch für den **MANIKER**; oft ist seine Ideenflucht – eine formale Denkstörung, bei der man vom Hundertsten ins Tausendste kommt – so ausgeprägt, daß der Maniker einfach zu hippelig ist, um ein echtes Wahngebäude aufzubauen.
GRÖSSENWAHN kommt bei der Schizophrenie schon vor; ist aber, wie wir uns geeinigt hatten, eine **INHALTLICHE DENKSTÖRUNG**.

Ⓑ Die **DENKHEMMUNG** ist zwar eine **FORMALE DENKSTÖRUNG**, kommt aber oft bei **CHRONISCH ORGANISCHEN PSYCHOSEN** vor, wie z. B. Alzheimer oder Arteriosklerose; sie ist nicht **TYPISCH** für die Schizophrenie.
Eine abgeschwächte Form der Denkhemmung bezeichnet man als **DENKVERLANGSAMUNG**; man hat das Gefühl die „Zahnrädchen" im Kopf greifen nur langsam und mühsam ineinander...
Bei den chronisch organischen Psychosen ist die Denkhemmung fast immer mit dem **UMSTÄNDLICHEN DENKEN** vergesellschaftet; hier wird das Wesentliche nicht vom Unwesentlichen getrennt und die Patienten erschöpfen sich in der Schilderung unwesentlicher Details und am Schluss weiß keiner mehr, um was es eigentlich gegangen ist.

Ⓒ *Wie, Sie haben die Antwort C angekreuzt?* – Gewöhnen Sie es sich an, die Fragen genau zu lesen – es war von einer **FORMALEN DENKSTÖRUNG** die Rede und **STIMMENHÖREN** gehört zu **...**
NA WAS? – genau: es ist eine akustische **HALLUZINATION**, also eine

➠ **WAHRNEHMUNGSSTÖRUNG**.

Stimmenhören gehört aber selbstverständlich nach Kurt Schneider zu den **ERSTRANGSSYMPTOMEN** bei einer Schizophrenie.

Diese Stimmen können als

- **IMPERATIVE STIMMEN** (befehlende; *„stürz' Dich aus dem Fenster*", *„nimm das Messer und tu' Deinem Kind was an*"),
- **KOMMENTIERENDE STIMMEN** (*„jetzt tut oder denkt er wieder das und jenes*" – meist alles in einem abwertenden Zusammenhang gemeint)
- oder auch **DIALOGISCHE STIMMEN** auftreten. Hierunter versteht man 2 Stimmen, die sich über den Patienten unterhalten.

Ⓓ **DENKZERFAHRENHEIT** – endlich werden wir fündig.
Eine Denkzerfahrenheit ist ein unzusammenhängender Gedankengang, der für den Zuhörer nicht nachvollziehbar ist. Es fehlen logische und /oder grammatikalische Zusammenhänge. Im Extremfall handelt es sich um einen unverständlichen Wortsalat, der aber für den Patienten selbst durchaus eine Bedeutung hat. Der Patient merkt zwar, daß die Außenstehenden ihn nichts von dem kapieren, was er sagt, versteht aber nicht warum. Die Denkzerfahrenheit ist eine **TYPISCHE FORMALE SCHIZOPHRENE DENKSTÖRUNG**.

Ⓔ **HAFTEN** und **PERSEVERATIONEN** gehören wieder zu den **ORGANISCHEN PSYCHOSEN**. Die Patienten erzählen immer das Gleiche, bleiben an Ideen und Worten **HAFTEN** und verwenden diese Worte auch nicht mehr sinnvoll.

31 Aussagenkombination

Welche Aussage/n ist/sind richtig?

Folgende Erkrankungen können ohne Medikamente ausreichend behandelt werden:

ⓐ Melancholie

ⓑ Herzneurose

ⓒ Hypochondrie

ⓓ Schlafstörungen auf dem Boden einer Arteriosklerose

ⓔ Autismus

Ⓐ Alle Aussagen sind richtig.
Ⓑ Nur Aussagen b und c sind richtig.
Ⓒ Nur Aussagen a, c und d sind richtig.
Ⓓ Nur Aussage c ist richtig.
Ⓔ Nur Aussagen d und e sind richtig.

ANTWORT:

☒ Lösung Ⓑ

Ohne Medikamente können nur **LEICHTE KRANKHEITEN** und/oder **BEFINDLICHKEITS-STÖRUNGEN** behandelt werden

☞ auf keinen Fall also **PSYCHOSEN**.

ⓐ Die **MELANCHOLIE** oder **ENDOGENE DEPRESSION** gehört zur **CYCLOTHYMIE** (*nach K. Schneider*).
Die „Schwester" der Melancholie ist die **MANIE**

➠ in **KEINEM** der Fälle hilft eine nichtmedikamentöse Psychotherapie.

ⓔ Der **AUTISMUS** gehört zu den Grundsymptomen der **SCHIZOPHRENIE** nach Bleuler - *ich hoffe, Sie haben das erkannt.*

🕮 *Wenn nicht, nochmal bei **Fragen # 3, #30** nachlesen!*

ⓓ Die **ARTERIOSKLEROSE** verursacht ein

➠ **EXOGENES**, also von außen bedingtes, **PSYCHOSYNDROM**.

Kennzeichen solcher organischen, chronischen Hirnschädigungen ist die **STÖRUNG DER SCHLAF-WACH-RHYTHMIK**.

*Wenn also Ihre Oma nachts im Haus umhergeistert und sich tagsüber beschwert, daß man ihr keine Ruhe zum Schlafen läßt, liegt das nicht (nur) daran, daß sie Sie ärgern will; es ist ein Zeichen einer **CHRONISCHEN ORGANISCHEN HIRNSCHÄDIGUNG**.*

Wenn Sie diesen Zustand ändern wollen, müssen Sie (*oder der Hausarzt*) sich was überlegen, um die **HIRNDURCHBLUTUNG** zu steigern; *alleine mit Autogenem Training kommen Sie dieser Art der Schlafstörung sicherlich nicht bei.*

ⓑ Die **HERZNEUROSE** ist eine echte Neurose und durch einen **AMBIVALENZKONFLIKT** bzgl. der **MUTTERBINDUNG** gekennzeichnet.

Die Patienten befürchten einen **HERZSTILLSTAND** und haben im Anfall eine ganze Menge vegetative Zeichen (*Herzrhythmußstörungen, Schweißausbruch, Schmerzen etc.*). Der einzige, verläßliche Unterschied zum Herzinfarkt ist, daß das EKG, besonders die ST-Strecke normal ist.

Beim Herzneurotiker ist es nicht sinnvoll, zuviel Medikamente zu geben, da das die Symptomatik festigt.

Hier wäre eine alleinige Psychotherapie das Beste.

ⓒ Der **HYPOCHONDER** ist ein Mensch, der ängstlich und genau auf die Funktionen seines Körpers hört.

Jede körperorientierte Therapie verstärkt bei ihm auch wieder die Symptome; also wäre hier beispielsweise eine **GESPRÄCHSTHERAPIE** das Beste.

PRÜFUNGS-VORBEREITUNG

MOTIVATIONSSONNTAG

„Die Prüfung beim Amtsarzt? Die mach ich doch mit links."
Ein halbes Jahr später, die Unterlagen sind bereits beim Gesundheitsamt, die Bestätigung für den Prüfungstermin ist gekommen:
„Die Prüfung? Ja, ich bin schon am Lernen. Geht schon."
Vier Wochen vor der Prüfung (spätestens)...
„Um Gottes Willen! Je mehr ich lerne, desto mehr vergesse ich! Ich weiß gar nicht, ob ich überhaupt noch ..."
Wir decken gnädig den Mantel des Schweigens über die nächsten vier Wochen und wenden uns dem Termin der mündlichen Prüfung zu. Der Prüfling betritt das Zimmer, die Personalien sind erfaßt und man bittet den Prüfling freundlich, doch bitte Platz zu nehmen. Der Amtsarzt wendet seine Aufmerksamkeit dem Prüfling zu mit der Frage: „Nun, Herr Anwärter, Sie möchten sich also beruflich mit der Ausübung der Heilkunde betätigen. Was haben Sie denn bisher so gemacht?"
...
„Haben Sie die Frage nicht verstanden?"
„Wrggss"
Lachen Sie nicht zu früh! So etwas passiert immer wieder einmal. Der konkrete Fall wurde uns von einer Schülerin erzählt, die selber der Mittelpunkt dieser peinlichen Situation war. Lassen wir sie selber zu Wort kommen:
„Also ich war so froh, daß ich an dem Motivationssonntag da war. Ich bin echt da gestanden und wußte nicht mehr, was ich seit 10 Jahren arbeite. Bloß gut, daß ich mich daran erinnert habe, was Sie gesagt haben, der Amtsarzt und die Beisitzer, die waren so nett und wollten mir helfen, aber ich hätte kein Wort rausgebracht."
Die Schülerin hat den Punkt überwunden und von da an, war das Eis gebrochen. Sie hatte das Wissen und das Prüfungsergebnis war normalerweise nicht mehr als eine Formsache, aber genau das ist ja der entscheidende Punkt. Sie müssen das Wissen auch verkaufen können!
Unser Motivationssonntag findet jeweils am letzten Sonntag vor der schriftlichen Prüfung statt, auf Wunsch einfach anfragen unter 0911-77 67 91 oder www.ardea.de

32 Aussagenkombination

Welche Aussage/n ist/sind richtig?

Folgende Spätfolgen sind typisch für die Alkoholkrankheit:

ⓐ progressive neurogene Muskeldystrophie

ⓑ Polyneuropathie

ⓒ Bronchiektasen

ⓓ Wernicke-Encephalopathie

ⓔ Hirnatrophie

Ⓐ Alle Aussagen sind richtig.
Ⓑ Nur Aussagen a, b, d und e sind richtig.
Ⓒ Nur Aussagen a, b und e sind richtig.
Ⓓ Nur Aussagen a, c, d und e sind richtig.
Ⓔ Nur Aussagen b und d sind richtig.

ANTWORT:

☒ Lösung Ⓑ

Zugegeben eine schwere Frage für die „Psychos" - aber was soll's - man kann nur draus lernen.

ALKOHOLISMUS ist eine Krankheit, die

- körperliche,
- psychische und
- soziale Schäden verursacht.

- Die **PSYCHISCHEN SCHÄDEN** gehen mit einer **ALKOHOLISCHEN WESENÄNDERUNG** einher:

die Patienten entwickeln eine

- **EUPHORISCHE DAUEREINSTELLUNG**, die nur ab und zu von einer
- **GEREIZT-GEHÄSSIGEN VERSTIMMUNG** unterbrochen wird

  und sie entwickeln
- **BEZIEHUNGSIDEEN**.

Charakteristisch ist hier der **EIFERSUCHTSWAHN** der Trinker.

Die intellektuellen Funktionen werden immer weniger; es entsteht langsam zunehmend ein **ORGANISCHES PSYCHOSYNDROM** mit

- Störungen des Gedächtnisses,
- Konfabulationen und
- Verringerung der Aufmerksamkeit.

Daraus resultiert die **KORSAKOW-PSYCHOSE**, wobei zusätzlich die

- **ORIENTIERUNG** (*zeitlich und räumlich*) gestört ist.

- Die **SOZIALEN SCHÄDEN**, die durch den Alkoholismus angerichtet werden, betreffen besonders die nächsten **ANGEHÖRIGEN.**

Es kommt zu

- Sittlichkeitsvergehen, zu
- Gewalttätigkeit und zu
- allgemeinem sozialen Abstieg (*Arbeitsplatzverlust, Vorstrafen, Führerscheinverlust etc.*)

- Die **KÖRPERLICHEN SCHÄDEN**, die der Alkohol anrichtet betreffen außer dem

  - **NERVENSYSTEM** die
  - **LEBER** und den
  - **MAGEN**.

Die Patienten haben häufig eine **GASTRITIS** (*Frühsymptom*!) oder **MAGENULCERA**.

Die **LEBERVERÄNDERUNGEN** (*Fettleber, Alkoholhepatitis, Leberzirrhose*) sind ja schon sprichwörtlich; der Alkoholismus prädisponiert aber auch zu einer **PANKREATITIS**.

Am **NERVENSYSTEM** sind die Schäden am ausgeprägtesten:

ⓑ Es entwickelt sich eine **POLYNEUROPATHIE**, die distal betont ist. Zu Beginn sieht man ein leichtes **ZITTERN**, das im Laufe der Krankheitskarriere in einen groben **NÜCHTERNTREMOR** übergeht. Später kommt es zu einer **PERIPHEREN LÄHMUNG** von Arm- und Beinmuskeln.

ⓐ Als Spätfolgen können **MUSKELDYSTROPHIEN** und **MUSKELATROPHIEN** auftreten: wenn die Spinalnerven, die die Muskeln versorgen, geschädigt sind, baut sich das Muskelgewebe ab.

Frühzeichen einer Muskeldystrophie sind die **WADENKRÄMPFE** des Alkoholikers.
Die alkoholische Myopathie ist am M. quadriceps und am M. deltoideus am deutlichsten sichtbar; es werden aber nach und nach alle Muskeln betroffen, einschließlich der mimischen Muskulatur.

Natürlich ist auch das ZNS betroffen: es kommt zur

ⓔ ● **ATROPHIE VON GROSS- UND KLEINHIRN**, zu epileptischen **ANFÄLLEN** (*als Zeichen einer unspezifischen Rindenstörung*),
📖 **siehe Amtsarztfragen NERVENSYSTEM Klinik**

oder auch zur ...

ⓓ ● **WERNICKE-ENCEPHALOPATHIE.**

Die Wernicke-Encephalopathie entsteht vermutlich auf dem Boden eines ausgeprägten Vitamin B-Mangelzustandes. Sie ist die schwerste **ALKOHOLPSYCHOSE** und führt häufig zum Tod.

Pathophysiologisch entstehen Wucherungen der Endothelzellen, sowie kleinere Blutungen besonders im Hypothalamus, im Gebiet um das Aquäduct und der Corpora mamillaria, sowie in der Vierhügelplatte.
Die Patienten erleiden Ausfälle von **HIRNNERVEN**, haben **FIEBER** und schlafen sehr viel.

Es sind Zeichen der Funktionseinbußen von

- Großhirn ➠ *Epilepsie*,
- Kleinhirn ➠ *Ataxie*, sowie von
- peripheren Nerven ➠ *Polyneuropathie* nachweisbar.

Wenn die **WERNICKE-ENCEPHALOPATHIE** überlebt wird, resultiert eine

➠ **KORSAKOW-PSYCHOSE.**

ⓒ **BRONCHIEKTASEN** sind eine Folge einer chronischen Bronchitis.

Hierzu reicht der übermäßige Alkoholkonsum alleine nicht aus, es muß schon ein **NIKOTINABUSUS** hinzukommen. Beides zusammen, Alkohol und Nikotin, ruiniert aber in Rekordzeit das Flimmerepithel der Bronchien.

33 Mehrfachauswahl

Welche Aussagen zur Heroinvergiftung sind richtig?

Wählen Sie 2 Antworten!

Ⓐ Der Patient hat weite Pupillen.

Ⓑ Bei der akuten Vergiftung hat der Patient einen übermäßigen Sympathikustonus.

Ⓒ Die Heroinvergiftung ist im Urin nachzuweisen.

Ⓓ Heroin gehört zu der Stoffgruppe der Halluzinogene.

Ⓔ Es kommt zu einer zentralen Atemdepression.

ANTWORT:

☒ Lösung Ⓒ Ⓔ

Ⓓ Heroin gehört zu der Stoffklasse der Opiate und

Ⓑ **OPIATE** wirken allgemein **PARASYMPATICOMIMETISCH** bzw. **SYMPATHICOLYTISCH**.

Im Gegensatz dazu verursachen die **HALLUZINOGENE** – wie der Name schon sagt – in erster Linie Halluzinationen; in diese Gruppe gehören LSD, Mescalin, Psilocybin und alles das, was in den 60er Jahren als „bewusstseinserweiternd" verkauft worden ist. Psychiatrisch gesehen verursachen diese Stoffe eine **PRODUKTIVE OPTISCHE PSYCHOSE** und können – je nach Veranlagung – schnell psychisch abhängig machen. Bei den Halluzinogenen können **ECHOPSYCHOSEN** „flashbacks" auftreten, wenn der Stoff aus dem Fettgewebe mobilisiert wird und einen Rauschzustand verursacht, ohne daß neue Substanz extern zugeführt worden ist. Wenn man auf einmal ausgeprägte (*Pseudo-*) Halluzinationen hat, ein Omnipotenzgefühl, Störungen des Körpergefühls und des Ich-Erlebens, ist das natürlich etwas, was mit einem **SYMPATHICUSTONUS** einhergeht (*Herzfrequenz und Blutdruck steigt, weite Pupillen*).

Fast alle Drogen verursachen so einen Sympathicustonus; Ausnahme die Opiatgruppe; hier wird der Patient ruhig – ganz ruhig; so ruhig, daß eine akute Vergiftung durch ein Einstellen der Gehirnfunktion gekennzeichnet ist.

Ⓐ Deshalb erkennt man eine akute **OPIATVERGIFTUNG** an den **STECKNADELKOPFGROSSEN** und **LICHTSTARREN PUPILLEN**;

- es liegt also eine **MIOSIS** vor.

Ⓔ Weitere Kennzeichen der akuten Intoxikation sind:

- **BEWUSSTSEINSSTÖRUNG** und eine
- **ZENTRALE ATEMDEPRESSION**.

Die zentrale Atemdepression wird subjektiv nicht bemerkt (*d. h. der Patient klagt **nicht** über Atemnot*), es liegt also

➠ keine Dyspnoe vor, wohl aber eine
➠ zentrale Zyanose.

© Bei Verdacht auf eine Opiatvergiftung macht die Klinik eine **URINUNTERSUCHUNG**, wobei Morphinderivate, wie die meisten anderen Drogen auch, ziemlich genau nachgewiesen werden können.

Bei einer Vergiftung (*und z. B. bei der Gefahr des Atemstillstands*) gibt man

➡ **MORPHINANTAGONISTEN**,
das sind Stoffe, die die Morphinrezeptoren im Gehirn besetzen, **OHNE** eine **OPIATWIRKUNG** auszuüben.

Dadurch kommt es ziemlich schlagartig zu **ENTZUGSERSCHEINUNGEN**, die aber auch wieder lebensbedrohlich sein können (*Kreislaufversagen*).

Die **ABSTINENZSYMPTOME** sind durch einen Sympathicustonus bzw. eine Parasympathicolyse gekennzeichnet:

- Unruhe,
- Angst,
- Niesen,
- Schwitzen,
- Gähnen,
- Schmerzen,
- **DURCHFALL**,
- Muskelkrämpfe,
- Tachykardie,
- Blutdruckanstieg und
- **MYDRIASIS** (*weite Pupillen*).

Opiate müssen in der Regel **PARENTERAL**, d. h. unter Umgehung des Magen-Darm-Trakts appliziert werden (= *spritzen*).
Da die parenterale Gabe bei Drogensüchtigen nicht immer den allgemeinen Sterilitätskautelen entspricht, werden hier entsprechend Keime (*HIV, Hepatitis etc.*) weiterverbreitet.

☞ Ausnahme: **METHADON**. Dieser Stoff ist ebenfalls ein waschechtes Opiat, kann aber in Tablettenform appliziert werden.

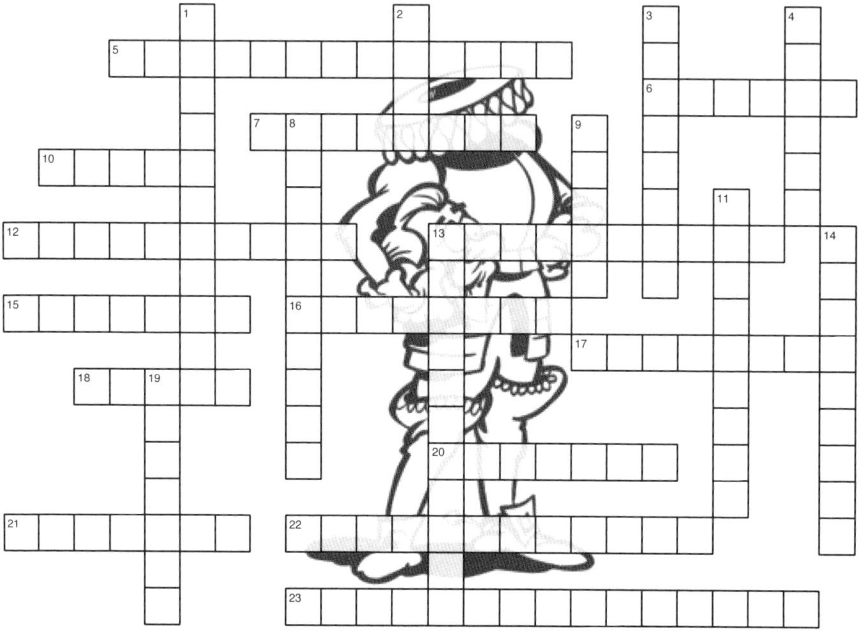

Waagerecht

5. Festkleben am Einfall
6. Auch jetzt sollten sie ihn nicht vergessen
7. Eine reine Wahnstörung
10. volkstümlich für Alkohol
12. Der Zappelphilipp war wohl ...
13. Macht schnell schlapp
15. Automatendroge
16. schon wieder ein A nach Bleuler
17. Neigt eher zur Cyclothymie
18. Inhaltliche Denkstörung
20. Noch ein A nach Bleuler
21. macht eine Miosis
22. Produktiver Umgang mit der Frustration
23. Folge des Alkoholismus

Senkrecht

1. Versagung eines Bedürfnisses
2. Kann und braucht nicht verstanden zu werden
3. Halluzinogen
4. Mitterauer kennen Sie vom
8. Klar, das hat noch gefehlt nach Bleuler
9. schwammartiges Organ des Alkoholikers
11. Sein Glas ist nie halb voll
13. A nach Bleuler
14. Will immer recht haben
19. Blaumacher

LÖSUNG SEITE 184

34 In welche Gruppen unterteilt man Psychosen?

ANTWORT:

☒ ❶ Es gibt die **ENDOGENEN PSYCHOSEN** mit

- (A) der Cyclothymie,
- (B) der Schizophrenie und

☒ ❷ die **EXOGENEN** (*organisch begründbaren*) **PSYCHOSEN.**

Zur Abwechslung mal wieder was Leichtes.

(A) Die **CYCLOTHYMIE** beschreibt die Gruppe der **AFFEKTIVEN PSYCHOSEN**. Hier liegt eine Störung der Stimmung vor.

Die Cyclothymie ist gekennzeichnet durch:

- **KRANKHAFTE VERSTIMMUNG**
- **PHASENHAFTER VERLAUF** mit plötzlichem Beginn.

Das Positive: eine Phase **HEILT** immer vollständig aus (*restitutio ad integrum*); es bleiben **KEINE PERSÖNLICHKEITSVERÄNDERUNGEN** zurück.

Innerhalb der Cyclothymie unterscheidet man:

- die **MANIE** mit
  - gesteigertem Antrieb,
  - gehobener Stimmung,
  - Ideenflucht und
  - Affektüberschuß
- die **MELANCHOLIE** oder **ENDOGENE DEPRESSION** mit
  - formalen und inhaltlichen Denkstörungen (*Verlangsamung und Wahn*), dem
  - Morgentief, dem
  - Gefühl der Gefühllosigkeit und dem
  - Herabgestimmt-Sein.

Bei der endogenen Depression liegt erhöhte **SUICIDGEFAHR** vor!

Eine Sonderform der endogenen Depression ist die **LARVIERTE DEPRESSION**: hier sind die psychischen Symptome hinter körperlichen **BEFINDLICHKEITSSTÖRUNGEN** versteckt; es liegt aber trotzdem

- ein **MORGENTIEF** und
- eine **ERHÖHTE SUICIDGEFAHR** vor!

Die **SCHIZOPHRENIE** ist eine uneinheitliche Gruppe von Erkrankungen, die mit einer **DENKSTÖRUNG** einhergehen. Die Erkrankung verläuft entweder primär chronisch (*Schizophrenia simplex*) oder in **SCHÜBEN** (Hebephrenie, paranoid-halluzinatorische Form, katatone Schizophrenie)

Die Diagnose wird nach **KURT SCHNEIDER** gestellt aus den Symptomen ersten und zweiten Ranges. *Na, alles klar?*

SYMPTOME ERSTEN RANGES:

- Ichstörungen
- Gedankeneingebung, Gedankenlautwerden
- Wahnwahrnehmung
- Stimmenhören in Form von Rede und Gegenrede
- Beeinflussungserlebnisse

SYMPTOME ZWEITEN RANGES:

- Wahneinfall
- Halluzinationen
- Gefühlsverarmung
- Verstimmung

Die Diagnose kann auch nach **BLEULER** gestellt werden:

die **GRUNDSYMPTOME** (*vor allem bei schizophrenen Residualzuständen und der Schizophrenia simplex nachweisbar*)

- Störung der **A**ssoziation
- Störung der **A**ffekte
- **A**utismus
- **A**mbivalenz

Die **AKZESSORISCHEN SYMPTOME** nach Bleuler:

- Halluzinationen
- Wahn
- Katatonie mit Störung der Motorik und des Antriebs

Leider ist die Prognose der Schizophrenie nicht so gut wie die der Cyclothymie: es kann zu einem **PERSÖNLICHKEITSZERFALL** kommen.

❷ Die andere Gruppe der Psychosen sind die **KÖRPERLICH BEGRÜNDBAREN PSYCHOSEN.**

Weitere Bezeichnungen sind: organisches Psychosyndrom, exogene Psychosen.

Immer wenn im Blut, im CT, im EEG oder bei irgendeiner anderen Untersuchung ein **PATHOLOGISCHER BEFUND** rauskommt, spricht man von einem **ORGANISCHEN PSYCHOSYNDROM**.

Es kann sich um einen Zustand nach einem

- **HIRNTRAUMA**, nach einer
- **ENCEPHALITIS** (*auch AIDS, Lues IV*) handeln, um einen
- **HIRNTUMOR**, um
- **STOFFWECHSELSTÖRUNGEN**, um
- **ALKOHOLISMUS** oder um
- **ABBAUVORGÄNGE** im Gehirn (*M. Alzheimer, Arteriosklerose, M. Pick*).

- Beim akuten organischen Psychosyndrom steht die **BEWUSSTSEINSSTÖRUNG** im Vordergrund; es kann sich ein **DELIR** entwickeln.
- Die **CHRONISCHE VERLAUFSFORM** heißt **KORSAKOW-SYNDROM** und geht mit **PERSÖNLICHKEITSVERÄNDERUNGEN** (*Verwirrtheit, Orientierungsstörungen*) und mit **DEMENZ** einher .

35 Einfachauswahl

Ein 53-jähriger Mann, Gastwirt, scheint plötzlich verwirrt zu sein. Er zittert am ganzen Körper, schwitzt und klagt über Juckreiz, der von Insekten verursacht werden soll, die auf seiner Haut laufen.
Objektiv ist jedoch kein Insektenbefall festzustellen.

Es handelt sich am ehesten um

Ⓐ einen akuten Verwirrtheitszustand aufgrund einer seelischen Erschütterung.

Ⓑ eine, vermutlich reaktive Depression

Ⓒ einen akuten Schizophrenieschub

Ⓓ ein Alkoholdelir

Ⓔ eine hypertone Krise.

ANTWORT:

☒ Lösung Ⓓ

Diesmal hat's aber geklappt - oder?
*Wenn nicht, nochmal bei **Frage # 2** nachschaun!*

An objektiven Zeichen ist Folgendes festzustellen:

- Desorientiertheit ➡ *verwirrt*
- taktile Halluzinationen ➡ *Krabbeltierchen auf der Haut*
- vegetative Zeichen ➡ *Zittern, Schwitzen*

Ⓓ Nun, viele Möglichkeiten gibt's nicht, **VEGETATIVE ZEICHEN** mit **HALLUZINATIONEN** unter einen Hut zu bringen: es bleibt eigentlich nur das **DELIR**.

Ein Delir ist Ausdruck einer **AKUTEN EXOGENEN PSYCHOSE** und geht einher mit:

- Bewußtseinstrübung
- Desorientiertheit
- psychomotorischer Unruhe (*Nesteln, Zupfen*)
- Angst
- Halluzinationen (*taktile und visuelle*)
- Störung des Schlaf-Wach-Rhythmus, sowie mit
- vegetativen Zeichen.

Da es sich um einen Gastwirt handelt, könnte es schon sein, daß er selbst sein bester Kunde war und sich dran erinnert hat, daß man am Tag 2 bis 6 Liter trinken soll (*wenn auch in den Gesundheitsbüchern nicht unbedingt von Alkohol die Rede war*).

Ein Alkoholdelir kann entweder im Anschluß an einen **ALKOHOLEXZESS** oder im Anschluß an eine **ABSTINENZPHASE** auftreten.

Ⓐ Eine **SEELISCHE ERSCHÜTTERUNG** geht nicht mit Halluzinationen und so starken vegetativen Symptomen einher. Bei einer seelischen Erschütterung liegt eine **EMOTIONALE ENTGLEISUNG** vor, keine körperliche.

Ⓑ Bei einer **REAKTIVEN DEPRESSION** ist der Patient tieftraurig, hat aber, im Gegensatz zu der endogenen Depression, einen **GRUND** (*Tod, Verlust eines Angehörigen, Freundes z. B.*).

Auch hier würde man eher Zeichen der emotionalen Entgleisung, nicht der körperlichen Entgleisung erwarten.

Ⓒ Die **SCHIZOPHRENIE** liegt aber kräftig daneben:

HALLUZINATIONEN kommen nur als

➠ **SYMPTOM ZWEITEN RANGES** nach K. Schneider und als

➠ **AKZESSORISCHES SYMPTOM** nach Bleuler vor.

Für die Diagnose Schizophrenie muß entweder

- **1 SYMPTOM ERSTEN RANGES** nach K. Schneider

\+ **MEHRERE SYMPTOME ZWEITEN RANGES** vorliegen

oder die ● **GRUNDSYMPTOME** nach E. Bleuler.

Beides ist hier nicht der Fall.

Ⓔ Die **HYPERTONE KRISE** geht in erster Linie mit **KOPFWEH** (*starkes Kopfweh*) einher, gefolgt von **NEUROLOGISCHEN SYNDROMEN** (*Aphasie, Lähmungen, Sensibilitätsstörungen etc.*). **ZUSÄTZLICH** können Orientierungsstörungen und psychiatrische Symptome auftreten - *aber nicht ausschließlich*.

siehe Amtsarztfragen HERZ/KREISLAUF Klinik.

Noch eine leichte Frage gefällig?

36 Was versteht man unter einer Psychose, was versteht man unter einer Neurose?

Nennen Sie je ein Beispiel!

ANTWORT:

☒ Eine Psychose ist eine endogene Stoffwechselstörung, die das Gehirn betrifft.

☒ Eine Neurose ist eine abnorme Erlebnisreaktion.

Beispiel:	●	Schizophrenie ist eine	➠	Psychose, die
	❍	Angstneurose ist eine	➠	Neurose.

- Eine **PSYCHOSE** geht mit einem erheblich veränderten **DENKEN** oder mit einer erheblich veränderten **GEFÜHLSWELT** einher.

  In der Regel fällt es dem Außenstehenden (*dem „Normalen"*) schwer - bzw. ist es ihm fast unmöglich -, die Gedanken oder Gefühle der Patienten nachzuvollziehen.

☞ Nachdem man die Reaktionen der Patienten nicht voraussehen oder -ahnen kann, ist es für den HP obsolet, Psychosen zu behandeln. Viele Psychosen brauchen eine lebenslange (*medikamentöse*) Therapie.

Nach dem System von Kurt Schneider unterteilt man die klinischen Erscheinungen in der Psychiatrie in

- **KÖRPERLICH BEGRÜNDBAREN PSYCHOSEN** (*bei denen die Stoffwechselentgleisung, bzw. der Defekt bekannt und darstellbar ist*)
  - M. Alzheimer,
  - Hirntumor,
  - Stoffwechselstörungen etc.

- **ENDOGENEN PSYCHOSEN** (*hier ist eine Stoffwechselstörung innerhalb des Gehirns die Ursache*)
  - Cyclothymie und
  - Schizophrenie und die

- und die **PSYCHOGENEN STÖRUNGEN** (*Neurosen, Persönlichkeitsstörungen*).

- Unter einer **NEUROSE** versteht man eine Erkrankung, die auf eine bestimmte **URSACHE** zurückgeführt werden kann. Der Auslöser steht in einem inhaltlichen Zusammenhang zu den Symptomen.

Man unterscheidet

- die **ABNORME ERLEBNISREAKTION**: inadäquates Verhalten auf **BELASTUNGS-SITUATIONEN** hin.
  Beispiel:
  - *abnorm lange Trauerreaktion (jahrelang) aufgrund des Verlusts eines Angehörigen.*

- die **ABNORME SEELISCHE ENTWICKLUNG** (*Neurose im engeren Sinn*): hier liegt ein **FRÜHKINDLICHES TRAUMA** vor mit einem Trieb/Abwehrkonflikt
  Beispiel:
  - *neurotische Depression,*
  - *Sucht,*
  - *alle psychosomatischen Erkrankungen (u. a. die Herzneurose),*
  - *Zwangsneurosen,*
  - *Kontaktstörungen,*
  - *Angstneurosen,*
  - *Phobien,*
  - *Hypochondrie*

- die **PERSÖNLICHKEITSSTÖRUNG**: es handelt sich um eine **CHARAKTERNEUROSE**.
  Beispiel:
  - *depressive Persönlichkeiten,*
  - *sensitive Persönlichkeiten,*
  - *hysterische Persönlichkeiten,*
  - *schizoide Persönlichkeiten,*
  - *anankastische Persönlichkeiten etc.*

siehe Frage # 22

☞ Persönlichkeitsstörungen weisen auf **CHARAKTEREIGENSCHAFTEN** hin, die dem Patienten selbst oder der Umwelt schwer im Magen liegen. Sie sind quasi die (*unerträgliche*) Steigerungsform von „Eigenarten“ und „Charakter“.

MICH INTERESSIERT HIER NUR DER KOPF ...

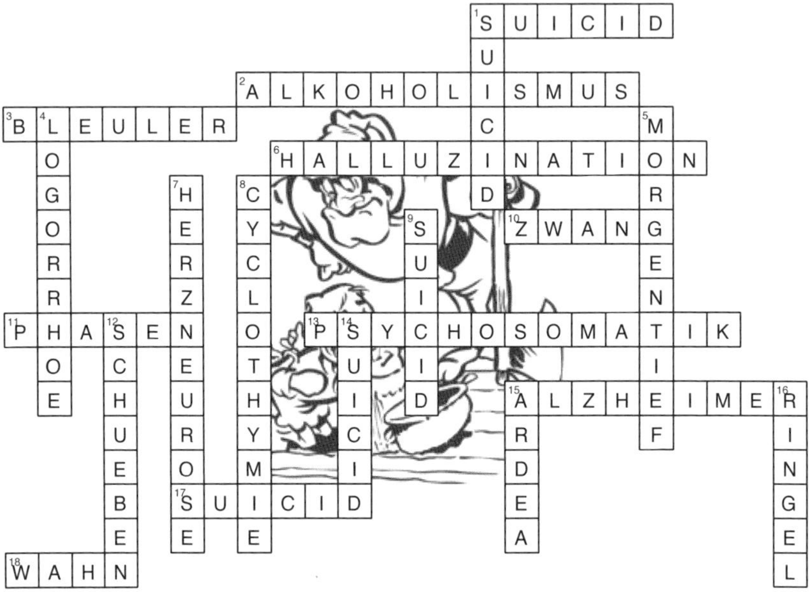

Waagerecht

1. Ein Fehler, dan man nur einmal macht (wenn gründlich) [Suicid]

2. Herr Korsakow nahm sich seiner an ... [Alkoholismus]

3. Vater der vier A's [Bleuler]

6. Eine Fata Morgana könnte auch eine ... sein [Halluzination]

10. Sie sind so was von "unlustig", tun es aber trotzdem. Das ist ... [Zwang]

11. Die Cyclothymie verläuft in ... [Phasen]

13. Das sollten Sie auf dem FF können [Psychosomatik]

15. Körperlich begründbare Psychose [Alzheimer]

17. Schwere Komplikation in der Psychotherapie [Suicid]

18. Akzessorisches Symptom [Wahn]

16. Hat sich Gedanken über den Suicid gemacht [Ringel]

Senkrecht

1. Herr Mitterauer hat ihn ernst genommen [Suicid]

4. Wie nennt man einen Sprechdurchfall? [Logorrhoe]

5. Wichtiger Hinweis bei der Depression [Morgentief]

7. Wenn Mutti gar zu lieb war, neigt Ihr Patient leicht zu einer ... [Herzneurose]

8. endogene Psychose [Cyclothymie]

9. Sie sollten das wirklich ernst nehmen [Suicid]

12. Die Schizophrenie dagegen in ... [Schueben]

14. Das Thema sollten Sie ansprechen können [Suicid]

15. Wie heißt Ihr Talisman zur Prüfung [ARDEA]

LÖSUNG VON SEITE 64

37 Eine 23-jährige Frau kommt zu Ihnen und ist völlig aufgelöst, da sie Ihr Mann unerwarteterweise verlassen hat. Sie gibt sich die Schuld an dem ganzen Geschehen.

Aus früheren Gesprächen wissen Sie, daß sie bereits 2 Selbstmordversuche hinter sich hat.

Wie gehen Sie weiter vor?

ANTWORT:

☒ Ich mache eine ausführliche Anamnese, bei der ich auch das Thema Suicid direkt anspreche.

Das Thema **SUICID** sollte für Sie kein Tabuthema sein.

SUICIDGEFAHR besteht besonders in folgenden Situationen:

- depressive Verstimmung,
- ausgeprägte Schuldgefühle,
- familiäre Häufung von Suiciden,
- vorangegangene Selbstmordversuche und
- Situationen, die dem Patienten ausweglos erscheinen.

Das **PRÄSUICIDALE SYNDROM** nach **RINGEL** enthält die 3 Komponenten:

1. Einengung der sozialen und psychischen Lebensbereiche
2. Aggressionswendung nach innen
3. Todesphantasien.

Wichtig ist, daß Sie ihren Patienten jetzt **NICHT ALLEINE LASSEN** und vor lauter Angst die Augen zumachen (*Sie sollten sich der Verantwortung Ihres therapeutischen Berufes bewußt sein*!!).

Fragen Sie ruhig, ob sich Ihr Patient schon mal Gedanken über Selbstmord gemacht hat!

Wenn Sie total falsch liegen, riskieren Sie von Ihrem Patienten einen schwer eigenartigen Blick von der Seite; wenn nicht, haben Sie eine Chance, mit Ihrem Patienten zu reden. Keine Angst, mit dieser Frage treibt man niemanden in den Selbstmord! Fragen Sie, ob Ihr Patient schon konkrete Vorstellung darüber hat, wie es gemacht wird, und/oder ob er Aggressionen gegen irgendjemanden hat, die er nicht ausleben kann.

Sie sollten auch in einem solchen Gespräch herausfinden, ob der Patient **SOZIALE KONTAKTE**, Interessen, Hobbys etc. in der letzten Zeit eingeschränkt hat.

Eine Suicidhandlung entsteht nie aus reiner Lebensfreude, sondern nur dann, wenn es keinen anderen Ausweg mehr gibt. Entlasten Sie den Patienten durch ein tabuloses Gespräch von seinem Leidensdruck!

Wenn Sie sich überfordert fühlen, sollten Sie nach diesem Akutgespräch zumindest in der Lage sein, Ihrem Patienten Adressen für eine weiterführenden **PSYCHOTHERAPEUTISCHE BEHANDLUNG** zu überlassen.

Man kann auch dem Patienten empfehlen, sich in einer psychiatrischen Station aufnehmen zu lassen; für viele ist der **ABSTAND** zu den schief gelaufenen Dingen des Alltags schon therapeutisch wertvoll.

Wenn Sie und Ihr Patient es sich zutrauen, die Sache alleine zu regeln, sollten Sie sich vom Patienten ...

a) eine **BEGRÜNDUNG** geben lassen, warum er sich **NICHT** umbringt (*z. B. Sozialkontakt*), und
b) ihm das **VERSPRECHEN** abnehmen, daß er bis zur nächsten Sitzung keinen Blödsinn anstellt [„Nicht-Suizid-Pakt"].

§§ Wenn das nicht möglich sein sollte, tritt das **UNTERBRINGUNGSGESETZ** in Kraft: ein Patient kann bei Eigengefährdung zwangsweise in einer psychiatrischen Anstalt behandelt werden.

Spicker			je 5.- €
Habe ich schon		fehlt mir	
	Spicker Laborwerte		
	Spicker Psychiatrie Systematik		
	Spicker Psychiatrie Medikamente		
	Spicker allg. Gesetzeskunde		
	Spicker Gesetzeskunde/IfSG		
	Spicker Kinderentwicklung		
	Spicker Notfall ACBD [Stand 2007]		
	Spicker Koma/stabile Seitenlage [Stand 2007]		
	Spicker Erregungsleitung Herz		
	Spicker Nervensystem/Sehbahn		
	Spicker Blutgruppen/-verträglichkeiten		
Spicker Untersuchung ...			
	... allgemeine körperliche		
	... spezielle Herz/Kreislauf		
	... spezielle Niere		
	... spezielle Lunge		
	Urinfärbungen und Ursachen		
	... spezielle Abdomen		
	... spezielle Nerven		
	... spezielle Bewegungsapparat		
IRISDIAGNOSE			
	allgemeine Zonen/Organpigmente		6.-
	Topographie der Organe i. d. Iris		11.-
	Bundle! **Beide** Spicker zum Sparpreis		15.-
Spicker der Reflexzonendiagnose			**je 6.-**
	Reflexzonen 01 Bindegewebe(Cellulite)		
	Reflexzonen 02 Muskel(schmerz)punkte		
	Reflexzonen 03 Haut(schmerz)zonen		
	Reflexzonen 04 Zahnreflexzonen/Mundschleimhaut/Zunge		
	Bundle! **4** Spicker zum Sparpreis		20.-
SPICKER ORGANUHR			**5.- €**
	Spicker **Organuhr**		

38 Sie werden von Patienten ins Wartezimmer gerufen und sehen eine etwa 35-jährige Frau, die mit weit aufgerissenen Augen und in offensichtlicher Panik Ihre, nach innen zur Faust verkrampften Finger anstarrt.

Die Atmung geht auffallend schnell und tief.

Wie ist Ihr weiteres Vorgehen?

ANTWORT:

☒ Ich lasse die Patientin in eine Plastiktüte atmen.

Es handelt sich höchstwahrscheinlich um eine **HYPERVENTILATIONSTETANIE**.

Eine Hyperventilationstetanie gehört zu den **ANGSTNEUROSEN**. Es sind hauptsächlich jüngere Frauen betroffen.

Um die Angst abzuwehren entwickelt sich eine

- **POLYPNOE** und eine
- **HYPERVENTILATION** (= *tiefe und rasche Atemzüge*),

die dem Patienten aber **NICHT BEWUSST** wird.

Der Patient bemerkt weder die Angst noch die vermehrte Atmung; er hat nur das Gefühl, **ER BEKOMMT KEINE LUFT** und das Zwerchfell und die Rippen würden sich nicht mehr richtig bewegen lassen.

Die Angst wird mit der **DYSPNOE** und der **ANGST, ZU ERSTICKEN** in Verbindung gebracht.

➠ Wie alle Erkrankungen, die einen neurotischen Überbau haben, überträgt sich die **ANGST** und die **PANIK** gut auf die **UMSTEHENDEN** - und die Symptome werden dramatisch und wortreich dem Therapeuten geschildert.

Physiologisch passiert bei der Hyperventilation Folgendes:

Durch die vermehrte Atemtätigkeit wird **ZUVIEL CO_2** abgeatmet und der **PH-WERT** des Blutes würde sich nach oben in den alkalischen Bereich verschieben, wenn nicht die Körperzellen H^+-Ionen gegen Ca^{2+}-Ionen austauschen würden.

siehe Amtsarztfragen NIERE und ATMUNGSORGANE.

Im Klartext: aus den Körperzellen gelangt H^+ ins Blut, im Austausch wird Calcium in die Zellen verfrachtet

➡ es kommt also zu einer **HYPOCALCIÄMIE**.

(*zuwenig Calcium im Blut*)

Jetzt kennen Sie sich wieder aus!

Die Hypocalciämie verursacht eine

➡ **ÜBERERREGBARKEIT VON MUSKELN UND NERVEN** (*eine Tetanie*).

siehe Amtsarztfragen HORMONSYSTEM.

Die **TETANIE** macht sich subjektiv durch

- Absterben der Finger,
- Kraftlosigkeit,
- taube Lippen,
- trockenen Mund und
- Herzklopfen bemerkbar.
- Die Patienten stehen „neben sich", und haben ein
- Gefühl der Unwirklichkeit.

Objektiv kommt es zu einem **KRAMPF DER FINGERBEUGER**, so daß sich die Hände, ohne den Willen der Patienten und quasi automatisch, nach innen zur Faust zusammenrollen.
Das trägt natürlich nicht gerade zur allgemeinen Ausgeglichenheit des Patienten bei ...

➡ die **HYPERVENTILATION** wird sich verstärken.

Weiterhin kommt es zu **TONISCHEN KONTRAKTIONEN DER MIMISCHEN MUSKULATUR** im Mundbereich. Wenig charmant, aber zutreffend, heißt so etwas

➡ „*das **FISCHMAUL***".

Wenn dem ganzen nicht bald Einhalt geboten wird, kann sich die Symptomatik soweit aufschaukeln, daß ein **TONISCH-KLONISCHER KRAMPF** resultiert (Differentialdiagnose Epilepsie).

Als Notfallmaßnahme ist die Erhöhung des CO_2-Partialdrucks, bzw. die Erniedrigung des Blut-pH's angesagt: man läßt den Patienten in eine **PLASTIKTÜTE** atmen.

Er atmet dadurch bei jedem Atemzug sein abgegebenes CO_2 wieder mit ein und der Blut-pH ist schnell wieder normal.

Die Symptome bessern sich schlagartig.

Anschließend wäre vielleicht eine Psychotherapie oder zumindest eine ausführliche **AUFKLÄRUNG** über den Krankheitsmechanismus sinnvoll.

39 Nennen Sie 4 Symptome, die beim Opiatentzug auftreten können!

ANTWORT:

☒ Schmerzen,
☒ Mydriasis,
☒ Speichelfluß,
☒ Durchfall

Die **OPIATINTOXIKATION** stellt einen Zustand der **SYMPATHICOLYSIS** dar.

Deshalb entstehen beim **ENTZUG** Symptome, die auf eine **ANREGUNG DES SYMPATHICUS** schließen lassen.

ABSTINENZSYMPTOME entwickeln sich bereits 8 Stunden nach Beendigung eines Rauschzustandes und können sich bis zu zwei Wochen hinziehen. Das Maximum der Entzugssymptomatik wird nach 2 Tagen erreicht.

Im einzelnen treten folgende Erscheinungen auf:

- Unruhe, Gereiztheit und Angst
- Schlaflosigkeit
- Suizidimpulse
- Niesen, Gähnen, Tränenfluß
- Schwitzen
- Bauchkrämpfe, Übelkeit, Erbrechen, **DURCHFALL**, Tenesmen, Polyurie
- schmerzhafte Muskelkrämpfe
- Blutdruckanstieg mit Tachykardie.
- **MYDRIASIS** (*weite Pupillen*)

Aufgrund der starken und unberechenbaren vegetativen und psychischen Symptomatik muß ein Entzug immer in einer **KLINIK** erfolgen.

40 Ein 27-jähriger Patient weist folgende Symptome auf:

- seit 2 Monaten zunehmende Leistungsschwäche,
- Dyspnoe und das Gefühl, nicht richtig durchatmen zu können,
- Kloßgefühl im Hals,
- Appetitlosigkeit mit Gewichtsverlust (*4 kg in den letzten 2 Monaten*)
- Blutdruck 110/75.

Alle Symptome bessern sich im Laufe des Tages.

Welche Verdachtsdiagnose haben Sie?

Wie gehen Sie weiter vor?

Mit welcher schwerwiegenden Komplikation müssen Sie rechnen?

ANTWORT:

☒ Larvierte Depression;

☒ zunächst ist eine allgemeine körperliche Untersuchung angebracht, ev. mit Herz- und Lungenbefunden vom Internisten.

☒ Bei der endogenen Depression ist mit einem Suicid zu rechnen.

Wenn Sie den Internisten vergessen haben, betrachten Sie die Frage als nicht beantwortet und sich selbst noch nicht als prüfungsreif.

Krankheitssymptome, die im Verlauf des Tages besser werden, sind immer verdächtig auf eine **ENDOGENE DEPRESSION**.

*Die endogene Depression ist ja durch das **MORGENTIEF** charakterisiert.*

Erinnern Sie sich - bei der endogenen Depression gibt es eine Sonderform, bei der **KÖRPERLICHE KRANKHEITSSYMPTOME** im Vordergrund stehen: die **LARVIERTE DEPRESSION**.
Sie ist aber auch eine „*normale*" endogene Depression; deshalb sind die Patienten über die Norm hinaus **SUICIDGEFÄHRDET**.

☞ *Behalten Sie also Ihren Patienten im Auge!*

Nichtsdestotrotz könnte die Symptomatik in unserem Fall aber z. B. mit einer dekompensierter **MITRALSTENOSE** in Verbindung gebracht werden!

Bevor Sie also kein aktuelles **EKG** und einen Lungenbefund in Händen halten, können Sie auch nicht behaupten, die Symptome wären nur von der Psyche induziert.

☞ *Vielleicht legen Sie ihr Buch „Krankheit als Weg" vorübergehend mal in den Schrank zurück.*

Bei jedem neuen Patienten ist eine **GRÜNDLICHE KÖRPERLICHE UNTERSUCHUNG** durchzuführen und alle fraglichen Befunde sind abzuklären.

*Erinnern Sie sich nur daran, daß ein **ASTHMA CARDIALE**, das mit einem nächtlichem Lungenödem einhergeht, im Anfangsstadium erst mal Alpträume verursacht. Es gibt nichts Peinlicheres, als wenn man einen Patienten auf die Psyche behandelt und sich im Nachhinein herausstellt, daß man nur nicht gründlich genug untersucht hat!*

*Wenn Sie **immer erst Ihre körperliche Untersuchung** durchführen, vermeiden Sie solche Fauxpas.*

41 Was verstehen Sie unter Oligophrenie?

ANTWORT:

☒ Oligophrenie ist eine Intelligenzminderung, die angeboren ist.

Bei der Einteilung der **INTELLIGENZMINDERUNG** unterscheidet man die

- Oligophrenie und die
- Demenz.

- Unter **OLIGOPHRENIE** versteht man eine **INTELLIGENZMINDERUNG**, die entweder **ANGEBOREN** ist (*Chromosomendefekte z. B., Alkoholembryopathie*) oder im sehr frühen Lebensalter erworben wurde (*Asphyxie bei der Geburt o. ä.*).

❍ Unter **DEMENZ** versteht man einen **ABBAUPROZESS** der Intelligenz, der z. B. beim **CHRONISCHEN ORGANISCHEN PSYCHOSYNDROM** auftritt.

☞ *Also: der Demente war früher mal intelligent, der Oligophrene hat intelligenzmäßig noch nie einen guten Eindruck hinterlassen.*

Von **OLIGOPHRENIE** spricht man, wenn der IQ (*Intelligenzquotient*) **UNTER 85** liegt.
Zum Vergleich: ein IQ von 100 entspricht dem altersmäßigen Durchschnitt.

Die Oligophrenie kann man noch weiter unterteilen:

- bei einem IQ im Bereich von **50 BIS 69** spricht man von leichter Intelligenzminderung, von

  ➠ **DEBILITÄT**.

  Eine Volksschulbildung ist hier in aller Regel nicht möglich.

- bei einem IQ **ZWISCHEN 20 UND 50** spricht man von mittlerer Intelligenzminderung, von

  ➠ **IMBEZILLITÄT**.

  Hier ist eine Bewältigung des Alltags nicht möglich.

- bei einem IQ von **UNTER 20** spricht man von schwerer Intelligenzminderung, von

  ➠ **IDIOTIE**.

  Diese Patienten sind **VOLLSTÄNDIG HILFLOS** und größtenteils Pflegefälle.

42 Aussagenkombination

Welche Aussage/n zur Anorexia nervosa ist/sind richtig?

ⓐ Es liegt meistens eine Hypotonie vor.

ⓑ Man mißt oft eine erniedrigte Körpertemperatur.

ⓒ Der Grundumsatz ist pathologisch erhöht.

ⓓ Die Patientinnen leiden unter rezidivierenden Durchfällen

ⓔ Es entsteht ein Kaliumverlust des Körpers.

ⓕ Die Patientinnen sind hyperaktiv und besonders ehrgeizig.

Ⓐ Alle Aussagen sind richtig.
Ⓑ Nur Aussagen a, c, d und e sind richtig.
Ⓒ Nur Aussagen a, b und e sind richtig.
Ⓓ Nur Aussagen c, d und f sind richtig.
Ⓔ Nur Aussagen a, b, e und f sind richtig.

ANTWORT:

☒ Lösung Ⓔ

Die **ANOREXIA NERVOSA** ist eine sehr ernstzunehmende psychosomatische Erkrankung.

Die Erkrankung ist lebensbedrohlich, 12 % der Patientinnen versterben an der Erkrankung!

Die Erkrankten sind fast immer **JUNGE MÄDCHEN** in der Pubertät. Sie haben die, schon fast wahnhafte Befürchtung, zu „fett" zu sein und kontrollieren überstark ihre **NAHRUNGSAUFNAHME**.

Hintergrund dieser Selbstkasteiung ist die **ABLEHNUNG ALLES TRIEBHAFTEN**.

Die Patientinnen stammen aus Familienverhältnissen, bei denen sie nie sie selbst sein durften, so daß sich bei ihnen **KEINE** vernünftige **PERSÖNLICHKEITSTRUKTUR** ausbilden konnte.
In der Pubertät kommt der Hormonschub, *der ja ziemlich unspezifisch Alles anschiebt* - damit kommen die Patientinnen jetzt überhaupt nicht mehr klar.

Alle Aggressionen, die sich im Laufe der Jahre angestaut haben, und die tief ins Unterbewußtsein verbannt worden sind, müssen durch Zwangsmaßnahmen in Schach gehalten werden. Die Patientinnen haben das Gefühl, die angestauten, unklaren (*Freud'schen*) Triebe würden sonst ihre verletzliche und schlecht ausgebildete Persönlichkeit überrennen und zerstören.

Deshalb entwickelt sich, stellvertretend für alle Triebregungen, ein Zwang, das **ESSEN ZU VERWEIGERN**.

Solange sie hungern können, beweisen sich die Patientinnen damit selbst, daß sie die „Dinge" in Schach halten und kontrollieren können.

Anorexiepatientinnen weisen zudem eine **AUSGEPRÄGTE KONTAKTSTÖRUNG** auf.

ⓕ Der soziale Kontakt besteht für sie darin, Anderen durch **LEISTUNG** zu beweisen, daß sie etwas wert sind; Abstrakta wie „Liebe", „Zuneigung" sind für die Patientinnen (*im Eigenbezug*) kein Begriff.

Sie opfern sich für Andere auf; Anorexie-Patientinnen sind unheimlich **TÜCHTIG UND FLEISSIG**.

Anorexie-Patientinnen kommen erst in die Behandlung, wenn sie durch den **GEWICHTSVERLUST** schon so geschwächt sind, daß sie die selbst gestellten (*hohen*) Leistungsanforderungen nicht mehr erfüllen können.

Klinisch ist die Anorexia nervosa gekennzeichnet durch:

- **VERMINDERTE KALORIENZUFUHR**,
- **GEWICHTSVERLUST**
  stationäre Aufnahme ab unter 30 kg Körpergewicht notwendig,
- **OBSTIPATION**,
- **AMENORRHOE**.

ⓓ Die Patientinnen haben also keine Durchfälle, sondern eine **OBSTIPATION**.

Nun, kein Wunder, wenn man keine Nahrung zuführt, kann der Darm auch nichts ausscheiden.

Oft „*helfen*" sich die Patientinnen aber dadurch, daß sie **ABFÜHRMITTEL** einnehmen.

ⓔ Dadurch, und durch Entgleisungen im Säure-Basen-Haushalt kommt es zu einem **KALIUMVERLUST DES KÖRPERS**.

Der Tod bei der Anorexia ist ein Tod aufgrund des Kaliummangels.

ⓒ Der **GRUNDUMSATZ** ist nicht **ERHÖHT**, im Gegenteil, er ist erniedrigt. Die Patientinnen kommen mit erstaunlich geringen Nahrungsmengen aus und zeigen trotzdem eine vermehrte körperliche Aktivität (*Sport, Arbeit etc.*).

ⓑ Durch den verminderten Grundumsatz ist auch die **KÖRPERKERNTEMPERATUR VERMINDERT**.

ⓐ Die **HYPOTONIE** entsteht auf dem Boden eines Flüssigkeitsmangels.

Die Therapie bei der Anorexia nervosa ist **SCHWIERIG**, da die Patientinnen die Therapeuten ablehnen - sie haben es nie gelernt, daß man sich auf Andere wirklich verlassen kann.
Anorexie-Patientinnen versuchen, alle Probleme im Alleingang zu lösen. Eine Therapie ist immer nur mit einem Kinderarzt oder Internisten zusammen möglich, am besten in einer **KLINIK**.

Bei zu geringem Körpergewicht muß als erstes eine **SONDENERNÄHRUNG** eingeleitet werden.

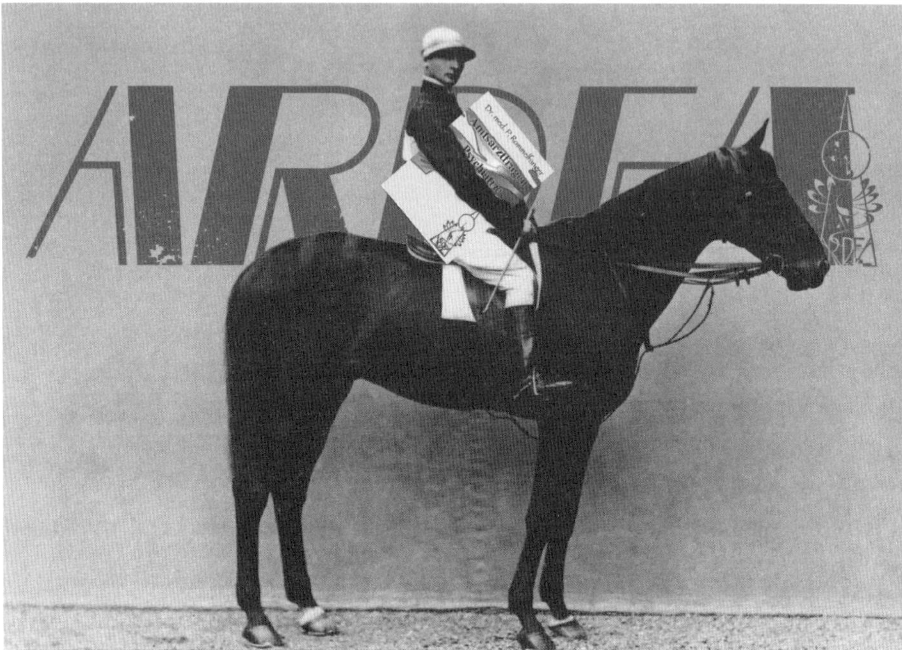
ARDEA

43 Mehrfachauswahl

Welche der folgenden Aussagen zur Suicidalität treffen zu?

Wählen Sie 3 Antworten!

Ⓐ Den meisten Suiciden liegt eine psychische Krankheit zugrunde.

Ⓑ Die Suicidrate ist in den Städten höher als auf dem Land.

Ⓒ Frauen haben eine höhere Suicidrate als Männer.

Ⓓ Die Suicidalität kann zu Beginn einer Behandlung zunehmen.

Ⓔ Bei ca. 40 % der Bevölkerung kommt es im Laufe des Lebens zu Suicidgedanken.

ANTWORT:

☒ Lösung Ⓐ Ⓑ Ⓓ

SUICID ist eine dumme, da irreversible Sache und der Therapeut (*Heilpraktiker und erst recht der psychotherapeutisch Tätige*) muß alles daran setzen, daß der Patient diesen Entschluß noch mal überdenkt.

Deshalb sollte man die Umstände kennen, die möglicherweise mit einer erhöhten **SUICIDGEFÄHRDUNG** einhergehen und ggf. den Patienten direkt drauf ansprechen. Wer er Sie groß und fragend anschaut und sich erkundigt, ob wohl Ihre Rechnung so hoch sei, ist ja alles in Ordnung. Wenn Suicid wirklich ein Thema ist, wird der Patient, falls er genügend Vertrauen hat, die Sache schon noch mal ehrlich mit Ihnen durchsprechen – *hoffentlich*.

Das Gesetz sieht vor, daß man bei akuter Suicidgefahr den Patienten auch gegen seinen Willen, quasi um ihn vor sich selbst zu schützen zwangsweise in einer psychiatrischen Klinik unterbringen kann (**UNTERBRINGUNGSGESETZE DER LÄNDER**); wenn man als Therapeut nicht sicher sein kann, daß man mit dem Patienten zusammen ambulant die Sache wirklich in den Griff bekommt.

Alle Situationen, in denen ein Patient **VEREINSAMT**, können zu einer Suicidgefährdung führen:

- Verlust eines nahen Angehörigen (Tod, Unfall, Scheidung); besonders wenn der Verlust unerwartet war
- Arbeitslosigkeit und keine Hoffnung auf Besserung der Situation
- die Diagnose einer chronischen, nicht heilbaren körperlichen Erkrankung
- Imitationssuicid: wenn Leitfiguren/Vorbilder (*auch Lebenspartner*) Suicid begehen, steigt oft die Suicidrate von Menschen an, die ein ähnliches Alter haben oder sich in einer ähnlichen Situation befinden etc;
- die wichtigste Ursache ist jedoch eine **PSYCHISCHE ERKRANKUNG**.

☞ Der Normalmensch hat in einer Krise immer noch zumindest die Hoffnung, durch genügendes Nachdenken, durch Arbeiten an sich selbst eine Lösung zu finden; können Sie sich in einen Menschen hinein versetzen, der das (korrekte) Gefühl hat, sein Gehirn funktioniert nicht mehr richtig?

Ⓐ **MITTERAUER** hat deshalb in seinem **SUICIDALEN ACHSENSYNDROM** die Diagnose einer Psychose (Depression, Schizophrenie, organische Psychosen) an vorderste Stelle gerückt. 90 % aller Suicide sind durch eine psychische Krankheit bedingt; wobei allerdings bei diesen 90 % auch Neurosen mitgezählt sind.

*Wissen Sie noch die anderen Symptome, die zum **SUICIDALEN ACHSENSYNDROM NACH MITTERAUER** gehören?*

📖 *Das war in Frage 29 dran...*
*Außerdem war da noch die Rede von dem **PRÄSUICIDALEN SYNDROM NACH RINGEL**...*

Zum Wiederholen:

Das **PRÄSUICIDALE SYNDROM NACH RINGEL** beinhaltet

☠ **EINENGUNG** der sozialen und psychischen Lebensbereiche

☠ **WENDUNG DER AGGRESSION** gegen die eigene Person

☠ **TODESPHANTASIEN**: die Vorstellung tot zu sein, die Vorstellung, Selbstmord zu begehen, konkrete Handlungsplanung des Suicids und Todesphantasien, die sich bereits von alleine aufdrängen.

Das **SUICIDALE ACHSENSYNDROM NACH MITTERAUER** beinhaltet

☠ **OFFENE ODER VERSTECKTE ANKÜNDIGUNGEN EINES SUICIDS** (*ich brauch' keinen Wintermantel mehr; im nächsten Sommer sind meine Probleme sowieso erledigt....*)

☠ Diagnose eines **PSYCHOTISCHEN ACHSENSYNDROMS** (*festgestellte Psychose)*

☠ **SUICIDPOSITIVE FAMILIENANAMNESE.**
(*ja, es gibt auch für Suicid und sogar für die gewählte Methode ein Gen...*)

Nicht vergessen; auch **SUCHTPATIENTEN** sind Suicidkandidaten! Ein Suchtpatient versucht ja sowieso schon ständig, der unerträglichen Realität zu entfliehen.....

Ⓑ Da in der Regel das Zusammengehörigkeitsgefühl auf dem **LAND** mehr als in der **STADT** vorhanden ist, sind Suicide in der Stadt „erfolgreicher"; ein gutes soziales Netz schützt den Einzelnen vor gravierenden Fehlentscheidungen.

Ⓒ **FRAUEN** nehmen die Hilfen, die ein soziales Netz bietet, oft leichter als **MÄNNER**; deshalb ist die Suicidrate bei Männern höher als bei Frauen.

☞ Frauen, vor allem **JÜNGERE FRAUEN** liegen vorne bei den **SUICIDVERSUCHEN**.

Ⓔ Viele Menschen kommen im Laufe ihres Lebens mal in Situationen, wo sie ernsthaft drüber nachdenken, ob eine Selbsttötung nicht die ultimative Problemlösung wäre – allerdings keine 40 %.
Man geht davon aus, daß ca. 8 % der Menschen im Laufe des Lebens Suicid in die nähere **ERWÄGUNG** mit einbeziehen – aber das reicht auch noch, daß sich statistisch gesehen, alle 45 Minuten jemand umbringt.

Ⓓ Zu Beginn einer **BEHANDLUNG** z.B. eines depressiven Menschen kann die Suicidalität ansteigen: Depression, egal ob neurotisch oder psychotisch geht sehr oft mit einer Handlungs- und Antriebshemmung einher.
Wenn jetzt durch (manche) **ANTIDEPRESSIVA** oder auch durch **PSYCHOTHERAPEUTISCHE MASSNAHMEN** das ganze psychische Gefüge gelockert, aber die Zuversicht in die Zukunft noch nicht so wirklich sattelfest ist, kann es zu einem Ansteigen der Suicidalität kommen. Wenn ein Patient diese entsprechenden Antidepressiva bekommt, bekommt er bis zum Verbessern der Stimmung handlungshemmende Medikamente.

44 Aussagenkombination

Welche Aussage/n ist/sind richtig?

Eine organische Wesensänderung kann hervorgerufen werden durch ...

ⓐ eine Akromegalie

ⓑ einen Apoplex

ⓒ eine TIA

ⓓ eine Encephalitits

ⓔ Alkoholismus

ⓕ Drogenabusus

ⓖ Leberkoma

ⓗ Herzkrankheiten

ⓘ Urämie

ⓙ Arteriosklerose

ⓚ M. Alzheimer

ⓛ Multiple Sklerose

Ⓐ Alle Aussagen sind richtig.
Ⓑ Nur Aussagen a, b, c, e, h und k sind richtig.
Ⓒ Nur Aussagen b, d, e, f, g, h, i, j, k und l sind richtig.
Ⓓ Nur Aussagen b, c, e, f und k sind richtig.
Ⓔ Nur Aussagen a, c, f, j und l sind richtig.

ANTWORT:

☒ Lösung Ⓒ

Wieder eine Frage, bei der die Heilpraktiker klar im Vorteil sind – aber Wissen ist keine Schande. Gehen wir einfach logisch an die Sache ran:

Eine **ORGANISCHE WESENÄNDERUNG** geht mit einer Störung des

- Antriebs, der
- Stimmung und der
- Kritikfähigkeit einher.

Sie ist Zeichen einer **CHRONISCHEN STÖRUNG DES HIRNSTOFFWECHSELS**, also Ausdruck eines

➠ **CHRONISCHEN EXOGENEN PSYCHOSYNDROMS**.

*Also brauchen wir nur Krankheiten suchen, die Einfluß auf den **HIRNSTOFFWECHSEL** haben:*

ⓐ Die **AKROMEGALIE** ist eine Erkrankung, die mit einem Wachstum der Akren (*Nase, Ohren, Finger, Unterkiefer, Haut*) einhergeht. Die Menschen bekommen zwar ein entstelltes Äußeres (und vielleicht Kopfweh), es resultiert aber **KEIN PSYCHOSYNDROM** mit Wesensänderung.

➠ Der Hirnstoffwechsel wird nicht verändert, nur der Stoffwechsel der Peripherie.
📖 **siehe Amtsarztfragen HORMONSYSTEM.**

ⓑ Ein **APOPLEX**, ein Gehirnschlag greift aber sehr wohl in den Hirnstoffwechsel ein! Wenn der Schlaganfall größere Ausmaße angenommen hat, entwickeln alle Patienten in der ersten Zeit ein Psychosyndrom mit inadäquaten Verstimmungen.

ⓒ Eine **TIA**, eine transitorisch ischämische Attacke, ist eine **REVERSIBLE DURCHBLUTUNGS-STÖRUNG** des Gehirns, wobei die neurologischen Ausfallserscheinungen innerhalb von 24 Stunden wieder verschwinden.

siehe Amtsarztfragen NERVENSYSTEM Klinik.

Hier ist die Zeit zu kurz für ein Psychosyndrom.

ⓓ Eine **ENCEPHALITIS** ist wiederum eher ein Kandidat. Eine Encephalitis geht mit einer **ZERSTÖRUNG VON HIRNGEWEBE UND GLIAZELLEN** einher; es kann z. B.

- eine Epilepsie resultieren oder, als eine Art psychischer Defektheilung,
- eine **ORGANISCHE WESENSÄNDERUNG**.

siehe Amtsarztfragen NERVENSYSTEM Klinik

ⓔ **CHRONISCHER ALKOHOLISMUS** führt zum **KORSAKOW-SYNDROM**, dem klassischen organischen Psychosyndrom.

Das Korsakow-Syndrom ist gekennzeichnet durch

- **MERKFÄHIGKEITSSTÖRUNGEN**,
- **DESORIENTIERTHEIT** und
- **KONFABULATIONEN**.

ⓕ Auch **DROGEN** können Hirnzellen irreversibel schädigen.
Besonders geeignet dafür sind: Lösungsmittelmißbrauch (*Schnüffeln*) und Kokain.

ⓖ Das **LEBERKOMA** führt zu einem Anstieg von **AMMONIAK** im Blut, und damit zu einer Bildung falscher Neurotransmitter. Es kommt daher zu einer allgemeinen Schläfrigkeit und auch zur Ausbildung eines **PSYCHOSYNDROMS**: Gleichgültigkeit, gereizte Verstimmung.

siehe Amtsarztfragen VERDAUUNGSSYSTEM Klinik

ⓗ Bei der **HERZINSUFFIZIENZ** ist die Durchblutung des Gehirns nicht mehr gewährleistet. Im Endstadium einer Herzinsuffizienz kann es daher auch zu Zeichen einer organischen Hirnstörung kommen.

ⓘ Die **URÄMIE** führt u. a. durch die Elektrolytentgleisungen zum Koma.
Hier werden wir also auch fündig.
siehe Amtsarztfragen NIERE

ⓙ Die **ARTERIOSKLEROSE** kann zur sog. **MULTIINFARKTDEMENZ** führen: eine chronisch dysphorische Stimmung mit Merkfähigkeitsstörungen, wobei aktuelle Ereignisse stärker als vergangene Ereignisse betroffen sind. Daraus entwickelt sich im Laufe der Jahre eine **DEMENZ** - *bei der Arteriosklerose haben wir wirklich alle Symptome unseres Psychosyndroms.*
siehe Amtsarztfragen NERVENSYSTEM Klinik

ⓚ Der **M. ALZHEIMER** ist eine Erkrankung, die mit einer **DEGENERATION DER HIRNRINDE** einhergeht.
Es entwickeln sich ebenfalls Persönlichkeitsstörungen und eine Demenz - alles wie im Lehrbuch.
siehe Amtsarztfragen NERVENSYSTEM Klinik

ⓛ Auch die **MULTIPLE SKLEROSE** führt zu einer Veränderung der Hirnfunktion - je nach dem wo sich die Entmarkungsherde befinden.
siehe Amtsarztfragen NERVENSYSTEM Klinik.

45 Mehrfachauswahl

Welche Aussagen zum Wahn sind richtig?

Wählen Sie 3 Antworten!

Ⓐ Bei Patienten, die unter Wahnvorstellungen leiden, kann eine stationäre Aufnahme in einer psychiatrischen Klinik angebracht sein.

Ⓑ Zu Beginn der Erkrankung ist es im Hinblick auf die Realitätsfindung sinnvoll sein, Paranoikern die Wahnvorstellungen auszureden.

Ⓒ Bei Paranoikern kann eine Psychopharmakabehandlung kontraindiziert sein.

Ⓓ Wahnvorstellungen sind eine ernstzunehmende Erkrankung.

Ⓔ Wahn ist häufig ein Hinweis auf eine endogene Psychose.

ANTWORT:

☒ Lösung Ⓐ Ⓓ Ⓔ

Das war doch endlich wieder mal was Leichtes.

Ein **WAHN** ist eine abstruse Idee, unter der der Patient und/oder die Umgebung leidet.

Ein Wahn ist
- **UNKORRIGIERBAR**,
- **NICHT BEWEISBEDÜRFTIG**,
- **UNVERSTEHBAR** und, real betrachtet,
- **UNMÖGLICH**.

Es liegt fast immer ein **KRANKHAFTER ICH-BEZUG** vor, d. h. der Patient ist natürlich die Hauptperson in seiner Wahnkrankheit.

Ⓓ Ein Wahn wird vom Patienten **AKZEPTIERT**, ohne daß darüber nachgedacht wird und auch ohne die Folgen zu bedenken.

Wer weiß, was daraus noch resultiert?

Ein Wahn **KANN** für den Patienten und /oder für seine Umwelt **GEFÄHRLICH** werden.

Ⓐ Da der „Normalsterbliche" einen Wahn und seine Auswirkungen nicht nachvollziehen kann, ist es allemal sicherer, den Patienten in eine angemessene Behandlung zu schicken. Oft ist es im Interesse des Patienten besser, eine **STATIONÄRE BEHANDLUNG** anzustreben.

Ⓒ Eine **PSYCHOPHARMAKABEHANDLUNG** wird in der Regel mit **NEUROLEPTIKA** durchgeführt; sie dämpfen das Wahnerleben.
Sie ist absolut **INDIZIERT** um nicht zu sagen, die einzig richtige Maßnahme.

Im Gegenteil: psychotherapeutische Maßnahmen sind hier kontraindiziert, da

- die Patienten keine tragfähige Patienten-Therapeuten-Beziehung aufbauen können
- ein Wahn „anstecken" kann (bei humanistischen Therapieformen)
- dem Patient die nötige Kritikfähigkeit und der Abstand zu seinem eigenen Verhalten fehlt
- und last not least: der Patient kann eine **EIGEN- ODER FREMDGEFÄHRDUNG** darstellen, die sich unvorhersehbar und plötzlich ausbilden kann.

Ⓔ Aus einem Wahn entwickelt sich oft eine **SCHIZOPHRENIE**.
Es gibt zwar reine Wahnerkrankungen, die keine weiteren pathopsychologischen Zeichen aufweisen (die Paranoia), aber vielleicht ist noch nicht aller Tage Abend....
Auch aus diesem Grund behandelt der Heilpraktiker /psychotherapeutisch Tätige im Rahmen der Sorgfaltspflicht keine Wahnkranken!!!

☞ *Der Heilpraktiker ist sicher mit der Differentialdiagnose Paranoia oder beginnende Schizophrenie überfordert - also schicken Sie Ihren Patienten in eine psychiatrische Behandlung.*

Ein Wahn kommt auch vor bei einer **ENDOGENEN DEPRESSION**:

- Verschuldungswahn,
- Versündigungswahn,
- Kleinheitswahn,
- hypochondrischer Wahn.

☞ Der Wahn bei der Depression ist aus der Verstimmung erklärbar, während der Wahn bei der Schizophrenie nicht so ohne weiteres ableitbar ist.

Bei der **MANIE** kommt kein eigentlicher Wahn vor; hier spricht man eher von **GRÖSSENIDEEN**: bei seinem geistigen Höhenflug verliert der Patient den Boden unter den Füßen; die Ideen sind aber nicht absolut unkorrigierbar.

Ⓑ Wenn Sie einem Wahnkranken seinen Wahn ausreden zu wollen, zeugt das von Ihrem Optimismus.

Da ein Wahn unkorrigierbar und unverstehbar ist, ist eine Diskussion über Wahninhalte von vorne herein witzlos. Das ist ja gerade das Krankhafte.

Wie wär's mal mit einem Praktikum in einer psychiatrischen Anstalt?

... und mein Kopf hält länger, wenn ich ihn etwas schone

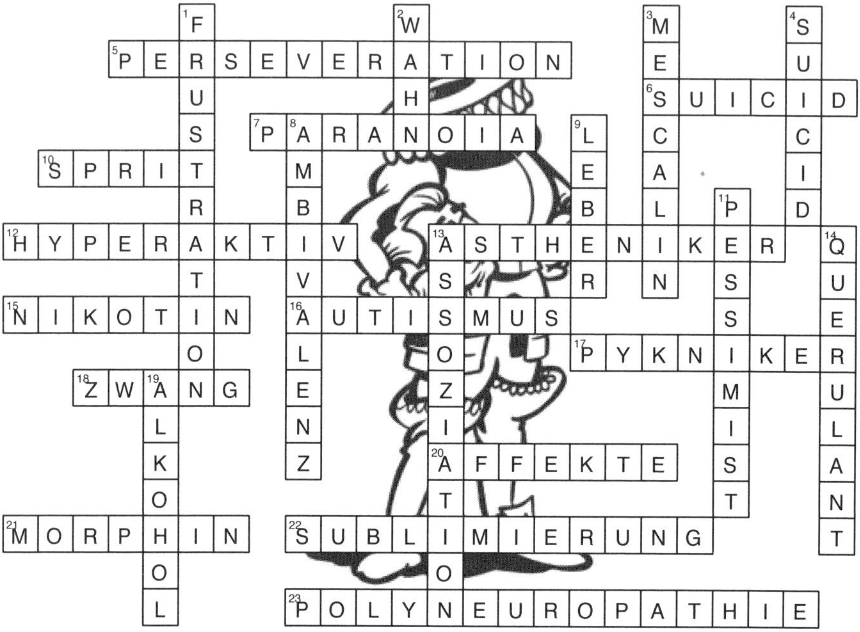

Waagerecht

5. Festkleben am Einfall [Perseveration]
6. Auch jetzt sollten sie ihn nicht vergessen [Suicid]
7. Eine reine Wahnstörung [Paranoia]
10. volkstümlich für Alkohol [Sprit]
12. Der Zappelphilipp war wohl ... [Hyperaktiv]
13. Macht schnell schlapp [Astheniker]
15. Automatendroge [Nikotin]
16. schon wieder ein A nach Bleuler [Autismus]
17. Neigt eher zur Cyclothymie [Pykniker]
18. Inhaltliche Denkstörung [Zwang]
20. Noch ein A nach Bleuler [Affekte]
21. macht eine Miosis [Morphin]
22. Produktiver Umgang mit der Frustration [Sublimierung]
23. Folge des Alkoholismus [Polyneuropathie]

Senkrecht

1. Versagung eines Bedürfnisses [Frustration]
2. Kann und braucht nicht verstanden zu werden [Wahn]
3. Halluzinogen [Mescalin]
4. Mitterauer kennen Sie vom [Suicid]
8. Klar, das hat noch gefehlt nach Bleuler [Ambivalenz]
9. schwammartiges Organ des Alkoholikers [Leber]
11. Sein Glas ist nie halb voll [Pessimist]
13. A nach Bleuler [Assoziation]
14. Will immer recht haben [Querulant]
19. Blaumacher [Alkohol]

LÖSUNG VON SEITE 142

46 Aussagenkombination

Welche Aussage/n ist/sind richtig?

Bei folgenden Erkrankungen muß mit einem erhöhten Suicidrisiko gerechnet werden:

ⓐ Suchtpatienten (Opiatabhängäige)

ⓑ Schizophrene

ⓒ Oligophrene

ⓓ Depressive

ⓔ Manische

Ⓐ Alle Aussagen sind richtig.
Ⓑ Nur Aussagen b, d und e sind richtig.
Ⓒ Nur Aussagen b, c und d sind richtig.
Ⓓ Nur Aussagen a, b, d und e sind richtig.
Ⓔ Nur Aussagen a, b und d sind richtig.

ANTWORT:

☒ Lösung Ⓔ

Zu den Risikogruppen für **SUICID** gehören Menschen, die **SOZIAL ISOLIERT** und /oder **EXISTENTIELL BEDROHT** sind.

Darunter fallen

- chronisch oder unheilbar **KRANKE**
- ⓐ **SUCHTKRANKE**
- **LEDIGE**,
- kinderlose **ALLEINSTEHENDE** oder Ältere.
- Patienten, die eine **PSYCHOSE** aufweisen, sind am stärksten gefährdet:
- ⓓ allen voran die **ENDOGEN DEPRESSIVEN**.
  (15 % aller Depressiven versterben am Suicid!)
- ⓑ Aber auch **SCHIZOPHRENE** sind gefährdet, besonders in höherem Lebensalter. Schizophrene können auch Depressionen aufweisen, jedoch hat diese Depression einen anderen Charakter als die endogene Depression. Depressive Schizophrene sind weinerlich, anhänglich, hilflos und lassen sich aber, im Gegensatz zu den Cyclothymen, aufheitern. Ihre Stimmung ist stark umweltabhängig, d. h. die „ermunternden Worte" halten nicht lang vor. Die Stimmung schwankt rasch; ebenso rasch und nicht vorhersehbar kann ein **SUICIDIMPULS** in die Tat umgesetzt werden.

ⓔ Der **MANIKER** fällt zwar auch unter die Rubrik „Psychotiker"; er ist jedoch

➠ **NICHT SUICIDGEFÄHRDET**.

Der Maniker ist „supergut drauf", sprüht vor Ideen und Witz, nervt alle anderen, hat kein Schlafbedürfnis und auch keine Zeit zum Schlafen, und fühlt sich einfach krankhaft gut.
(*Beim Maniker ist eher das Umfeld, das den Maniker aushalten muß, suicidgefährdet*).

ⓒ **OLIGOPHRENE**, also Menschen mit angeborenem Intelligenzmangel (*Schwachsinn*) sind nicht mehr gefährdet als alle anderen.

47 Mehrfachauswahl

Welche Aussagen sind richtig?

Wählen Sie 3 Antworten!

Folgende Symptome können Hinweise auf eine endogene Depression geben:

Ⓐ Verschlimmerung der Symptome am Abend.

Ⓑ Schlafstörungen, Appetitminderung.

Ⓒ Innere Leere, Gefühl der Gefühllosigkeit.

Ⓓ Antriebslosigkeit.

Ⓔ schubweiser Verlauf der Symptome.

ANTWORT:

☒ Lösung Ⓑ Ⓒ Ⓓ

Natürlich haben Sie's erkannt:

Ⓐ bei der **ENDOGENEN DEPRESSION** sind die Symptome am **MORGEN** schlimmer und deutlicher ausgeprägt als am Abend.

☞ Das **MORGENTIEF** ist unser klassisches Charakteristikum für die endogene Depression.
Der endogen Depressive braucht Stunden, bis er sich aus dem Bett gequält hat und in die Arbeit (sofern er die noch hat); wenn er über Tag dann seine Arbeit schafft, geht's immer besser.
Den neurotisch Depressiven holt seine Verstimmung abends ein: vor dem Einschlafen oder auch in der Zeit zwischen ins-Bett-legen und Schlaf kommen die ganzen miesen Gedanken. Deshalb hat der neurotisch Depressive **EINSCHLAFSTÖRUNG**; z. T. fürchten sich die Patienten fast vor dem ins-Bett-gehen.

Ⓑ Die endogene Depression kann auch als **LARVIERTE DEPRESSION** auftreten: der Patient klagt dann nicht über eine Verstimmung, sondern über viele, verschiedene **BEFINDLICHKEITSSTÖRUNGEN**. Differentialdiagnostisch wichtig ist, daß sich **KEIN ORGANISCHER PATHOLOGISCHER BEFUND** nachweisen läßt und - *wie es sich bei einer anständigen Depression gehört* - auch die körperlichen Symptome **MORGENS** subjektiv **SCHLIMMER** sind und sich im Verlauf des Tages bessern.

Ⓒ Die endogene **DEPRESSION** geht mit einer **AFFEKTVERARMUNG** einher; die Patienten klagen nicht darüber, daß sie so traurig sind, sondern mehr darüber, daß sie **NICHTS MEHR FÜHLEN** können, daß alle Gefühle wie erstorben sind. Das „**GEFÜHL DER GEFÜHLLOSIGKEIT**" beschreibt das recht anschaulich. Die Patienten mit endogener Depression können nicht mehr weinen, nicht mehr mit anderen mitfühlen und fühlen sich wie tot, versteinert oder ausgebrannt.

☞ Der neurotisch Depressive kann weinen, der endogen Depressive kann nicht mehr traurig sein.

Ⓓ Der **ANTRIEB** ist stark **REDUZIERT**; die Patienten bewegen sich kaum, die Mimik ist erstarrt und Gestik und Sprache zeugen von Zurückhaltung, Hoffnungslosigkeit und Entschlußlosigkeit.
Gleichzeitig merkt man den Patienten an, daß sie im Inneren eine **STARKE UNRUHE** fühlen.
Die Lähmung des Antriebs ist am **MORGEN** am stärksten ausgeprägt

➠ das **MORGENTIEF**.

Ⓔ *Ich hoffe, Sie sind nicht drauf reingefallen!*

📖 *Frage 34!*

Die endogene Depression gehört zur **CYCLOTHYMIE**.

Die Cyclothymie verläuft in **PHASEN**; jede Phase heilt vollständig aus (*restitutio ad integrum*). Im Gegensatz zur Schizophrenie erfährt der Cyclothyme **KEINEN PERSÖNLICHKEITSABBAU**.

In **SCHÜBEN** verläuft die **SCHIZOPHRENIE**, die bei jedem Schub eine (kleine?) Persönlichkeitsverarmung hinterlässt.

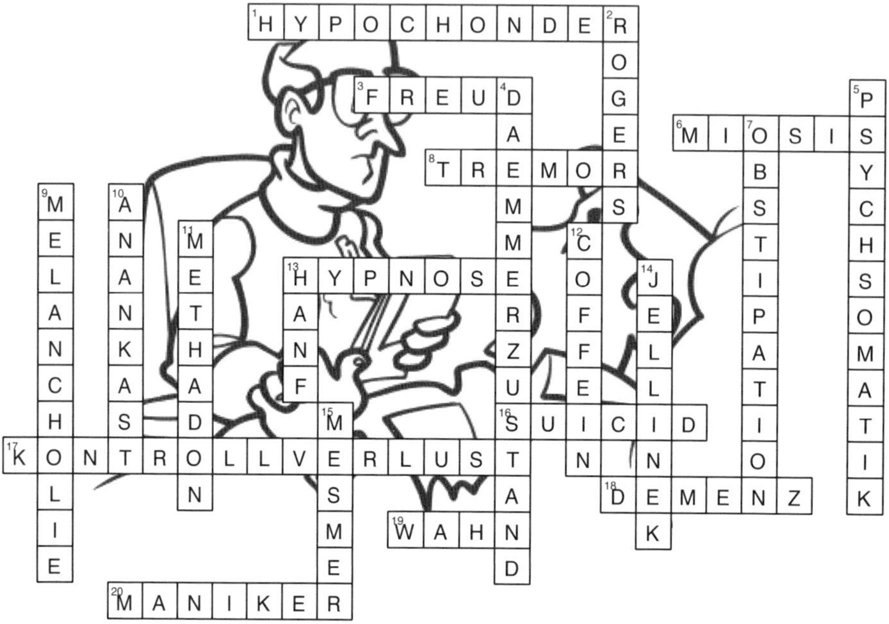

Waagerecht

1. Fühlt sich nur wohl, wenn ihm was fehlt [Hypochonder]

3. Bekannter Analytiker [Freud]

6. Gegenteil der Mydriasis [Miosis]

8. Senkt den Alkoholkonsum (Scherz) [Tremor]

13. Suggestionstherapie [Hypnose]

16. Ich hoffe, Sie kriegen's allmählich mit, worauf Sie achten müssen [Suicid]

17. Zeichnet den Gamma-Typ aus [Kontrollverlust]

18. erworbener Intelligenzabbau [Demenz]

19. inhaltliche Denkstörung [Wahn]

20. Treibt Angehörige in den Wahnsinn [Maniker]

Senkrecht

2. Machte den Patienten zum Klienten [Rogers]

4. Kann vorkommen beim Fleckfieber [Daemmerzustand]

5. Wo Kopf und Bauch sich "Gute-Nacht-sagen" [Psychsomatik]

7. Ein Zeichen der Morphin-Intoxikation [Obstipation]

9. Anders für endogene Depression [Melancholie]

10. Zwanghafte Person [Anankast]

11. Orales Opiat [Methadon]

12. Auch das zählt als Amphetamin [Coffein]

13. Aus der Droge kann man einen Strick drehen [Hanf]

14. Hat die Alkoholiker in Schubläden gesteckt [Jellinek]

15. Wohl der berühmteste Hypnotiseur [Mesmer]

LÖSUNG VON SEITE 94

48 Aussagenkombination

Welche Aussage/n ist/sind richtig?

Lithium . . .

ⓐ verursacht nie Tremor

ⓑ wird bei Manisch-Depressiven gegeben

ⓒ macht nie schläfrig

ⓓ hat eine große therapeutische Breite

ⓔ ist gut magenverträglich

ⓕ kann man unbedenklich über einen längeren Zeitraum hinweg einnehmen.

ⓖ wirkt erst nach einer längeren Zeit

Ⓐ Alle Aussagen sind richtig.
Ⓑ Nur Aussagen a, c, d und f sind richtig.
Ⓒ Nur Aussagen b, c, e und g sind richtig.
Ⓓ Nur Aussagen b, e und g sind richtig.
Ⓔ Nur Aussagen a, c, e, f und g sind richtig.

ANTWORT:

☒ Lösung Ⓓ

ⓑ **LITHIUM** wirkt am besten bei der biphasischen **CYCLOTHYMIE**, d. h. wenn sich lehrbuchmäßig manische und depressive Phasen abwechseln.

ⓓ Lithium ist ein Salz und hat eine sehr **GERINGE THERAPEUTISCHE BREITE**. Deshalb müssen die Patienten in kürzeren Abständen (*wöchentlich, später monatlich*) immer wieder ihren **BLUTSPIEGEL** kontrollieren lassen. In der Regel bekommen die Patienten einen **LITHIUMPASS** vom Arzt, damit weitere Behandler keine Medikamente verordnen, die den Lithiumspiegel im Blut beeinflußen könnten.

ⓖ Der Wirkungseintritt von Lithium dauert **MINDESTENS 1 WOCHE**, in Einzelfällen auch Monate.

ⓒ Lithium wirkt **SEDATIV** - allerdings nur bei Manikern!
Wenn ein Gesunder Lithium einnehmen würde, würde er keine Wirkung bzw. die Nebenwirkungen zu spüren bekommen; im Gegensatz zu allen anderen Psychopharmaka. Das ist ja auch der Grund, warum die Patienten trotz der horrenden Nebenwirkungen Lithium nehmen wollen – man rennt nicht rum wie ferngesteuert*; der Kopf gehört noch einem selbst und das ist viel wert.*

ⓔ Das Medikament ist **BESSER VERTRÄGLICH** als Neuroleptika.

ⓐ Nebenwirkungen sind:

- **FEINER TREMOR** und
- ev. leichte **KOORDINATIONSSTÖRUNGEN**.
- Durst und ein
- leichter, reversibler **DIABETES INSIPIDUS** können ebenfalls auftreten.
- Relativ häufig kommt es zu einer **GEWICHTSZUNAHME** und zu
- **ÖDEMEN** überall im Körper, sowie zu einer
- **STRUMA**.

Da Lithium möglicherweise **TERATOGEN** ist, sollte eine Schwangerschaft während der Medikationszeit vermieden werden (*Kontrazeptiva!*).

ⓕ Da außerdem die Möglichkeit besteht, daß Lithium **NIERENSCHÄDEN** verursacht, müssen in größeren Abständen die Schilddrüsen- und die Nierenfunktion, sowie das Gewicht kontrolliert werden.

Bei Überdosierungen stellt sich ein **KOMA** ein, ein Nierenversagen, sowie Symptome seitens des Magen-Darm-Trakts (*Übelkeit, Bauchweh, Erbrechen, Durchfall, Durst*).

Trotz allem ist die Lithium-**PROPHYLLAXE** ein großer Erfolg der Pharmakopsychiatrie. Es können mit großer Zuverlässigkeit cyclothyme Phasen **VERHINDERT** werden. Da der Patient immer noch klar im Kopf ist, kann man besser begleitend psychotherapeutisch arbeiten....

Das einzige Problem ist die exakte Überwachung des Patienten bzw. seines Lithium-Blutspiegels.

49 Einfachauswahl

Welche Aussage ist richtig?

An Anorexia nervosa erkranken vorwiegend . . .

Ⓐ Kinder im Alter zwischen 6 und 10 Jahren

Ⓑ weibliche Patientinnen im Alter zwischen 12 und 16 Jahren

Ⓒ weibliche Patientinnen in der Menopause

Ⓓ schlecht eingestellte Diabetiker

Ⓔ primär sehr schlanke Patientinnen zwischen 20 und 30 Jahren.

ANTWORT:

☒ Lösung Ⓑ

Die **ANOREXIA NERVOSA** ist eine Erkrankung, die vorwiegend **PUBERTIERENDE MÄDCHEN** betrifft. In den letzten Jahren wurde allerdings eine Ausbreitung der Erkrankung festgestellt; es erkranken nun auch erwachsene Frauen und pubertierende männliche Patienten. Während die Erkrankung früher eher auf die oberen sozialen Schichten begrenzt blieb, scheint sie sich mittlerweile zudem auch auf alle sozialen Schichten auszudehnen.

Sie ist gekennzeichnet durch die Trias:

- Abmagerung
- Amenorrhoe und
- Obstipation.

Die Anorexia nervosa ist eine **LEBENSBEDROHLICHE ERKRANKUNG**, da seitens der Patienten **KEINERLEI KRANKHEITSEINSICHT** vorliegt.

Die Patientinnen finden sich auch mit ihren **30 KG KÖRPERGEWICHT** noch zu dick.

Die **THERAPIE** besteht meistens in einer **STATIONÄREN AUFNAHME** und einer hochkalorischen (*Sonden-*) Ernährung, bis ein normales Körpergewicht wieder erreicht ist. Das Hauptproblem ist die fehlende Motivation der Patientinnen.

Die Anorexia nervosa ist eine **SYSTEMISCHE ERKRANKUNG**, d. h. sie entsteht erst im Kontext einer bestimmten **FAMILIENSTRUKTUR**.

Nach dem stationären Aufenthalt ist daher eine **FAMILIENTHERAPIE** angebracht.

50 Nennen Sie die typischen Symptome für eine Schizophrenie!

ANTWORT:

☒ Symptome nach Kurt Schneider sind:

Symptome ersten Ranges:

- Ich-störungen
- Gedankeneingebung, Gedankenlautwerden
- Wahnwahrnehmung
- Stimmenhören in Form von Rede und Gegenrede
- Beeinflussungserlebnisse

Symptome zweiten Ranges:

- Wahneinfall
- Halluzinationen
- Gefühlsverarmung
- Verstimmung

☒ Symptome nach E. Bleuler sind

Grundsymptome:

- Störung der Assoziation
- Störung der Affekte
- Autismus
- Ambivalenz

akzessorische Symptome sind:

- Halluzinationen
- Wahn
- Katatonie
- Störung der Motorik und des Antriebs.

Ende gut, alles gut; ich hoffe, Sie sind fit!"!

Die **SCHIZOPHRENIE** ist eigentlich eine uneinheitliche Gruppe von Erkrankungen. Es gibt kein Symptom, das alleine **SPEZIFISCH** oder beweisend für die Schizophrenie ist; die **KOMBINATION** macht's!

Nach dem Diagnoseschema von **K. SCHNEIDER** sind **SYMPTOME ERSTEN RANGES**:

- **ICH-STÖRUNGEN**.

Man spricht hier auch von dem **VERLUST DER MEIN-HAFTIGKEIT**.
Der Schizophrene erlebt Gefühle oder Körperempfindungen als *„vom eigenen Ich losgelöst"*; das Herz, das da schlägt ist nicht sein eigenes, der Gedanke, den er gerade denkt, ist nicht seiner, er ist ihm von außen eingegeben worden (*Beeinflussungserlebnisse*).
Auch die eigentliche **PERSÖNLICHKEITSSPALTUNG** gehört hierher: der Patient meint zwar, er wäre ein hochgestellte Persönlichkeit (*Napoleon, Heinrich VIII, o. ä.*),verhält sich aber so, wie er sich immer verhält. Auf der Station hilft er, das Essen auszutragen, seiner Frau hilft er, das Geschirr zu spülen etc., was Heinrich VIII sicher nie getan hat.

- **GEDANKENEINGEBUNG, GEDANKENLAUTWERDEN, GEDANKENBEEINFLUSSUNG**.

Die Störung der Gedankenwelt hängt eng mit der Ich-Störung zusammen: der Patient empfindet seine Gedanken ***„NICHT ALS SEINE EIGENEN"***, sondern durch irgendwelche **MANIPULATIONEN** ins seinen Kopf gebracht.
(*Versuchen Sie erst gar nicht, das nachzuvollziehen - psychotisches Erleben ist nicht nachvollziehbar.*)

- **WAHNWAHRNEHMUNG**.

Darunter versteht man eine **REALE WAHRNEHMUNG**, die im Sinne eines Wahns **UMGEDEUTET** wird. Man sieht etwas und ist überzeugt, daß damit eine bestimmte Mitteilung verbunden ist. (*Z. B.: es regnet jetzt, dabei wollte ich spazierengehen. Man/Gott/die Mächte wollen mir damit andeuten, daß ich lieber noch was lernen sollte.*)

- **STIMMENHÖREN IN FORM VON REDE UND GEGENREDE**.

Der Schizophrene hat **AKUSTISCHE HALLUZINATIONEN**. Er hört Stimmen (*und kann sie auch meistens bestimmten Personen zuordnen*), die sich nicht mit ihm, sondern quasi **HINTER SEINEM RÜCKEN** über ihn unterhalten oder sein Handeln kommentieren. Selten sind diese Stimmen nett und freundlich.

- **BEEINFLUSSUNGSERLEBNISSE**.

Der Patient meint, seine **DENKSTÖRUNGEN**, seine Schwierigkeiten werden von **AUSSEN**, meistens von **BESTIMMTEN PERSONEN** verursacht. Diese Personen bestrahlen ihn, hypnotisieren ihn, oder tun ihm sonst (*subtile*) Gewalt an.

Zu den **SYMPTOMEN ZWEITEN RANGES** nach K. Schneider gehören:

- der **WAHNEINFALL** (*auch Wahnidee, Wahngedanke genannt*).

  Ein Wahneinfall entsteht **OHNE VORHERIGE SINNESWAHRNEHMUNG**, quasi aus der Phantasie des Patienten heraus. Auf einmal weiß der Patient, daß das FBI oder seine Schwiegermutter ihn verfolgt.

- **HALLUZINATIONEN**

  Dies sind Sinneseindrücke ohne reale Wahrnehmung, wobei der Patient von der **RICHTIGKEIT** der „Wahrnehmung“ überzeugt ist.

- **GEFÜHLSVERARMUNG**.

  Der Patient zieht sich im Laufe seiner Krankheitskarriere immer mehr zurück; er nimmt an den Vorgängen seiner Umwelt nicht mehr teil.

- **VERSTIMMUNG**.

  Die **SCHIZOPHRENE VERSTIMMUNG** kann sich als **GEHOBENE STIMMUNG**, als albernes, rücksichtsloses und läppisches Verhalten äußern oder als **DEPRESSION**, die umweltabhängig und beeinflußbar ist. Sehr oft leidet der Patient unter Angst - *stellen Sie sich vor, Ihre Gedanken würden auf einmal Ihnen nicht mehr gehorchen*!

  Bei der Schizophrenie kommt auch die sog. **PARATHYMIE** vor: eine inadäquate Affektäußerung die nicht mit dem übereinstimmt, was der Patient sagt oder fühlt.
  Der Patient kann von traurigen Dingen sprechen (*und es auch so meinen*), wobei er lacht.

Die **SYMPTOME NACH BLEULER** teilen sich auf in die

- **GRUNDSYMPTOME**, die bei schizophrenen Residualzuständen, bei langjähriger Krankheit, übrigbleiben und die
- **AKZESSORISCHEN SYMPTOME**.

Zu dem **GRUNDSYMPTOMEN** gehören:

- **STÖRUNG DER ASSOZIATION**

Hierher gehören die **FORMALEN DENKSTÖRUNGEN**:

- **GEDANKENSPERRUNG**,
- **ZERFAHRENHEIT**.

Gemeint ist, daß der Patient Gedanken **NICHT MEHR ZU ENDE** denken kann; er bleibt mitten im Gedanken, quasi auf halber Strecke stecken.
Unter Zerfahrenheit versteht man ein **UNLOGISCHES** und **UNZUSAMMENHÄNGENDES DENKEN**, das aber für den Patienten logisch ist.

- **STÖRUNG DER AFFEKTE**.

Hierzu gehört die **SCHIZOPHRENE VERSTIMMUNG** und die **AFFEKTLABILITÄT**, d. h. daß die Stimmung des Kranken stark von der Umwelt beeinflußt werden kann und sich rasch ändern kann.

- **AUTISMUS.**

Unter Autismus versteht man einen **VERLUST DER REALITÄTSBEZIEHUNGEN**, eine krankhafte Ich-Versunkenheit. Der Patient nimmt nicht mehr an seiner Umwelt teil.

- **AMBIVALENZ.**

Ein Schizophrener kann gleichzeitig lachen und weinen; er kann gleichzeitig Angst haben und glücklich sein.
*Der Normalsterbliche hat auch Ambivalenzen - einerseits möchte man ins Kino gehen, andererseits sollte man noch was lernen - diese Ambivalenzen werden jedoch **BEWUSST** und man versucht, irgendwie einen **KOMPROMISS** zu finden.*
Bei Psychotiker bleiben solche Gegensätze unkommentiert nebeneinander stehen.
(Zermartern Sie sich nicht Ihr Hirn, das ist nicht nachzuvollziehen!).

Zu den **AKZESSORISCHEN SYMPTOMEN** gehören:

- **HALLUZINATIONEN**.

- Es können **AKUSTISCHE HALLUZINATIONEN** auftreten, seltener optische Halluzinationen.
- Die **OPTISCHEN HALLUZINATIONEN** stehen in Verbindung mit dem Wahn.
- **GERUCHS- UND GESCHMACKSHALLUZINATIONEN** kommen vor im Zusammenhang mit einem Verfolgungswahn. Der Patient fühlt sich dann vergiftet.
- **TAKTILE HALLUZINATIONEN** sind beim Schizophrenen ebenfalls nicht selten: es treten Mißempfindungen auf, als ob die inneren Organe angefressen würde, als ob der Herzschlag gestört oder der Stuhlgang verhindert werden würde; häufig sind die Genitalien mit einbezogen. Körpermißempfindungen werden stets als von außen gemacht empfunden.

- **WAHN**

Mit **UNKORRIGIERBAREN IDEEN** kennen Sie sich schon aus, *oder*?

siehe Frage # 10

- Unter **KATATONIE** versteht man eine **STÖRUNG DER PSYCHOMOTORIK**; sie gehört inhaltlich zu den Störungen der Motorik und des Antriebs.

Der Patient kann

- **HYPERMOTORISCH** sein, unruhig, impulsiv und eine Befehlsautomatie aufweisen (*macht alle Bewegungen in der Umgebung nach*), oder
- **HYPOMOTORISCH**:
  - Stupor (*keine Bewegung*),
  - Mutismus (*spricht nicht*),
  - Negativismus (*macht das Gegenteil von dem, was man ihm aufgetragen hat*) oder er verfällt in eine
  - Katalepsie. Hierunter versteht man die Tatsache, daß die Patienten unglaublich lange Zeit passiv gegebene, unbequeme Körperhaltungen beibehalten können.

Alles klar?

INDEX

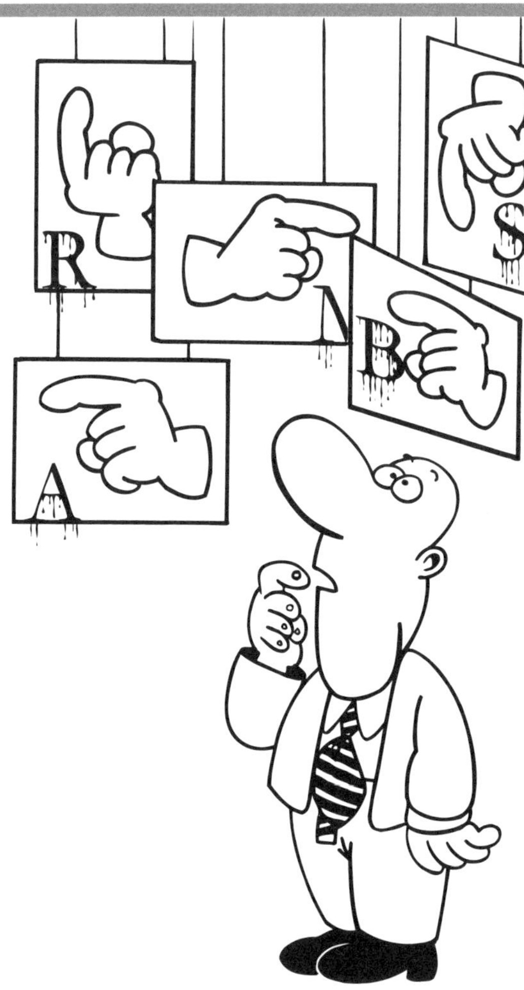

A

B

J

K

L

M

N

O

P

Q

R

S

T

U

V

W

Z